Julian Köchert • Tri Ta • Paulina Wojtal

Geschlechtsspezifische Prävention des Diabetes Typ-2

AF173562

Chancen einer Individualisierten Medizin

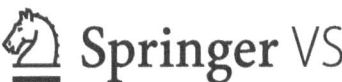 Springer VS

Julian Köchert
Düsseldorf, Deutschland

Paulina Wojtal
Darmstadt, Deutschland

Tri Ta
Darmstadt, Deutschland

ISBN 978-3-658-10841-0   ISBN 978-3-658-10842-7 (eBook)
DOI 10.1007/978-3-658-10842-7

Die Deutsche Nationalbibliothek verzeichnet diese Publikation in der Deutschen Nationalbi-
bliografie; detaillierte bibliografische Daten sind im Internet über http://dnb.d-nb.de abrufbar.

Springer VS

Gedruckt auf säurefreiem und chlorfrei gebleichtem Papier

Springer Fachmedien Wiesbaden ist Teil der Fachverlagsgruppe Springer Science+Business Media
(www.springer.com)

Geschlechtsspezifische Prävention des Diabetes Typ-2

Inhalt

1   Einleitung 9

2   Theorien 17

   2.1   Georges Canguilhem – „Das Pathologische und das Normale" 17

   2.2   Das biopsychosoziale Modell 20

   2.2.1   Der systemtheoretische Ansatz des biopsychosozialen Modells 22

   2.2.2   Das biopsychosoziale Modell und die Individualisierten Medizin . 25

   2.3   Gesundheitsförderung und Prävention 27

   2.3.1   Was sind Settings? 31

   2.3.2   Der Setting-Ansatz 32

   2.4   Sex und Gender 36

   2.4.1   Prävention und Geschlecht 40

   2.5   Zusammenfassung 42

3   Methodischer Zugang zum Thema und Feld 45

   3.1   Feldzugang und Aufenthalt in Greifswald während der Tagung 46

   3.2   Rekrutierung der Experten 48

   3.3   Interviewleitfaden 49

   3.4   Interviewablauf 52

   3.5   Intervieweindrücke 54

   3.6   Transkription 54

   3.7   Qualitative Inhaltsanalyse in Anlehnung an Mayring 55

4   Ergebnisse **59**

4.1   Individualisierte Medizin 59

4.1.1   Aktueller Forschungsstand *61*

4.1.2   Implikationen der Individualisierten Medizin *65*

4.2   Dimension Geschlecht im Kontext der (Individualisierten) Medizin 70

4.3   Diabetes und Depression- eine Verknüpfung der psychosozialen
Faktoren in der medizinischen Praxis 81

*4.3.1   Warum die Sichtweise des biopsychosozialen Models zu einer
besseren Behandlung des Typ-2-Diabetes führen könnte* *82*

*4.3.2   Die gleichzeitige Behandlung von Depression und dem
Langzeitblut- zuckerwert bei Typ-2-Diabetes-Patienten* *83*

4.3.3   Die Erkennung von Depression in der medizinischen Praxis *85*

*4.3.4   Die erfolgreiche Behandlung von Depression in Zusammenhang mit
Typ-2-Diabetes – Ein Beispiel für interdisziplinäres Arbeiten* *87*

5   Fazit **91**

5.1   Ausblick 95

5.2   Forschungsdesiderat 97

6   Literaturverzeichnis **99**

Abbildungsverzeichnis

Abbildung 1: Modell zum Verständnis von Gesundheit nach Egger 24

Abbildung 2: Modell zum Verständnis von Krankheit nach Egger 25

1 Einleitung

Die vorliegende Forschungsarbeit befasst sich mit der Thematik, ob eine geschlechtspezifische Prävention des Typ-2-Diabetes im Rahmen der Individualisierten Medizin möglich ist. Diese Forschungsfrage haben wir unserer Arbeit zugrunde gelegt, da diese Aspekte eine hohe gesellschaftliche Relevanz besitzen. Zum einen ist die Anzahl der Typ-2-Diabetes Betroffenen in Deutschland innerhalb Europas mit einem Anteil von 12 Prozent am höchsten (vgl. Diabetes Gesundheitbericht 2011, S.5) und zum anderen ist die Individualisierte Medizin momentan der polarisierendste Forschungszweig. Eine Betrachtung der Sex- und Gender-Debatte in Bezug auf das geschlechtsspezifische Gesundheitsverhalten, vor allem im Hinblick auf die Prävention, wird in den Sozialwissenschaften schon länger differenziert diskutiert. Somit werden in dieser Forschungsarbeit aktuelle Themenbereiche, die eine gesellschaftliche Relevanz besitzen und eine sozialwissenschaftliche Betrachtung in Bezug auf die Untersuchung der Präventionsmöglichkeiten bei dem Typ-2-Diabetes ermöglichen, verwoben. Die Zielsetzung ist hierbei biomedizinische, psychische und soziale Faktoren miteinander zu verknüpfen und geschlechtsspezifische Aspekte zu integrieren.

Die Stoffwechselerkrankung Diabetes mellitus ist in den letzten Jahrzehnten eine bedrohliche Zivilisationskrankheit geworden. Die International Diabetes Federation (IDF) gibt die Diabetesprävalenz der 20-79-Jährigen innerhalb der BRD mit 12 Prozent an, somit leben in Deutschland die meisten (registrierten) Diabetiker in Europa (vgl. ebd.). Der Typ-2-Diabetes ist eine multifaktorielle Erkrankung. Die wesentlichen Risikofaktoren sind Alter, Körpergewicht, Bauchumfang, BMI, Vorkommen von Diabetes mellitus in der Familie, Ernährungsmuster, Aktivitätsprofil, Biomarker wie HDL Cholesterin, HbA1c-Spiegel und auch eine genetische Disposition. Frauen aller Altersgruppen sind mit einer 12-Monatsprävalenz von 7,5 Prozent insgesamt geringfügig häufiger von Diabetes betroffen als Männer mit einer Rate von 7,2 Prozent (vgl. Diabetes Gesundheitsbericht 2011). Allerdings sind die Risikofaktoren und Folgeschäden im Geschlechtervergleich unterschiedlich gelagert. Darüber hinaus ergibt sich die Problematik, dass Männer sogenannte „Präventionsmuffel" sind. Die entsprechenden Programme sind nicht geschlechtssensibel und sehr allgemein gehalten, gerade im Hinblick auf den Typ-2-Diabetes, der sich in den letzten Jahrzehnten zu einer der bedrohlichsten Volkserkrankungen entwickelt hat. Der Diabetes mellitus Typ 2 ist eine der häufigsten Volkskrankheiten in Deutschland. Auch innerhalb Europas ist Deutschland das Land mit der höchsten Diabetes-Prävalenz (vgl. Gesundheitsbericht Diabetes 2011, S.5). Der Typ-2-Diabetes wird durch multifaktorielle Ursachen ausgelöst. Dies sind unter anderen Ernährung, Bewegungsmangel und Übergewicht, also Faktoren, die durch einen bestimmten Lebensstil beeinflusst werden. Diabetes mellitus ist eine Stoffwechselerkrankung, welche aufgrund eines gestörten Kohlenhydratstoffwechsels verursacht wird. Das Hormon Insulin, welches für den Stoffwechsel von Kohlenhydraten zuständig ist, kann überhaupt nicht oder nicht in ausreichender Menge in der Bauchspeicheldrüse gebildet werden. Als Indikator gilt somit ein erhöhter Blutzuckerwert (Hyperglykämie) (vgl. TAB 2008). Diabetes ist nicht heilbar und erfordert eine lebenslange therapeutische Intervention. In Deutschland leiden ca. 5-10 Prozent der betroffenen Patienten an Diabetes Typ 1, während 90 Prozent aller Diabetiker an Typ-2-Diabetes erkranken (vgl. Gesundheitsbericht Diabetes 2011, S. 8). Vor allem Kinder und Jugendliche sind immer stärker von dieser Krankheit betroffen.

„In Deutschland werden zunehmend mehr Kinder und Jugendliche mit Typ-2-Diabetes diagnostiziert. Dabei handelt es sich fast ausnahmslos um sehr stark übergewichtige Personen, bei denen bereits die Eltern oder Großeltern an einem Typ-2-Diabetes leiden. Zahlen zur Häufigkeit des Typ-2-Diabetes in dieser Altersgruppe wurden kürzlich in einer Studie in Südbayern erhoben. In einer Gruppe von 520 stark übergewichtigen Kindern und Jugendlichen im Alter zwischen 9 und 20 Jahren fand sich bei 6,7 Prozent ein Hinweis auf eine Störung des Zuckerstoffwechsels, bei 1,5 Prozent lag nach WHO-Definition bereits ein Typ-2-Diabetes vor. Rechnet man diese Zahlen vorsichtig auf die deutsche Bevölkerung hoch, dann erhält man einen Schätzwert von ca. 5.000 Kindern und Jugendlichen mit Typ-2-Diabetes" (ebd., S. 12).

Die Zahlen belegen, dass geeignete Präventionsmaßnahmen schon bei Kindern und Jugendlichen angesetzt werden müssen. Der Gesundheitsbericht Diabetes 2011 kommt zu dem Ergebnis, dass die Anzahl der Betroffenen Diabetes-Typ-1 und Typ-2 Patienten weiter steigen werden. Schon im Jahr 2011 waren 10 Prozent der Deutschen an Diabetes erkrankt (vgl. ebd., S.12). Jedoch wird darauf hingewiesen, dass der Typ-2-Diabetes durch geeignete Präventionsmaßnahmen verhindert werden kann. Vor allem eine frühe Erkennung der Krankheit führt zu einer besseren Möglichkeit der Behandlung und kann ein Auftreten von weiteren Erkrankungen verhindern (vgl. ebd., S.13). Gerade eine Lebensstilintervention, also eine Veränderung der Verhaltensweisen und der Verhältnisse, in denen die Menschen leben, kann zu einer Verbesserung bzw. Heilung des Typ-2-Diabetes führen. Die Typ-2-Diabetes Prävalenz zwischen Männern und Frauen unterscheidet sich nur minimal. Allerdings sind das Präventionsverhalten und die Lebensstilführung geschlechtsabhängig. Dies veranlasste uns, die Gendertheorie in Hinblick auf das Gesundheitsverhalten zu untersuchen.

Schon seit den 1970er Jahren wurde durch die feministische Bewegung der Begriff „Gender" eingeführt. „Gender" bezeichnet das soziale Geschlecht, das durch soziokulturelle Merkmale bestimmt wird. Dies können bestimmte Verhaltensweisen sein, die das Verhalten von Männern und Frauen prägen und in gesellschaftlichen Konventionen verankert sind. Ein Anliegen dieser Bewegung war: „Die Einführung von Gender in die feministische Theoriedebatte in den 1970er Jahren soll als erstes Stadium der Wandlung betrachtet werden. Das Ziel war hier, die sozialen Dimensionen der Geschlechterkategorie hervorzuheben und gegen biologistische Interpretationen zu setzen, die Frauen stets als >>Abweichung<< und als defizitär klassifizieren" (Kuhlmann/Kolip 2005, S.52ff.). Die Intention dieser Bewegung wurde vor allem durch das vorherrschende androzentrische Bild des weiblichen Körpers in der Medizin ausgelöst. Im Unterschied zu „Gender", bezieht sich „Sex" auf die biologischen Merkmale der Geschlechtszugehörigkeit.

Im Zentrum der feministischen Bewegung „(...) standen hier die Gynäkologie und Geburtshilfe, da sie den reproduktiven Rechten von Frauen wenig aufgeschlossen gegenüber standen. Vor allem der Kampf gegen den § 218 belegt den systemkritischen Charakter der Bewegung" (Kuhlmann/Kolip 2005, S. 33), die den Körper der Frau als eine Abweichung des „normalen" männlichen Körpers darstellten. Dies hat sich in den letzten Jahren verändert, indem sich Ärztinnen und Ärzte für einen neuen Forschungszweig engagiert haben – der Gendermedizin. Hier werden die Unterschiede zwischen Mann und Frau in ihrer Pathophysiologie, aber auch in ihrem Krankheits- und Gesundheitsverhalten erforscht. Die Forscher möchten klar darauf hinweisen, dass Frauen und Männer unterschiedlich erkranken können, an differenten Symptomen leiden und auch verschieden mit ihrer Krankheit umgehen. Besonders die Pathophysiologie von Frauen und Männer kann sich im Stoffwechsel und im Hormonhaushalt unterscheiden. Es wird aufgeführt, dass „das biologische und das soziale Geschlecht sich gegenseitig beeinflussen, wie Sarah Payne (2001) am Beispiel des Lungenkrebses aufzeigt" (ebd., S.54). Demnach haben Männer und Frauen ein unterschiedliches Rauchverhalten und auch die Pathophysiologie der Lunge unterscheidet sich. Somit werden anhand von mehreren Beispielen die Einflüsse von sozialem und biologischem Geschlecht deutlich.

Zu berücksichtigen ist, dass in der Medizin vor allem der Begriff „Sex" verwendet wird und in der Forschung auch eine stärkere Gewichtung hat. Jedoch spielt die Betrachtung von Sex und Gender in der Medizin eine entscheidende Rolle, denn sie kann innerhalb der Prävention, Diagnostik, Therapie und des Heilungsprozesses zu möglichen Verbesserungen führen. Gerade in der Prävention, die immer auch eine politische Aktualität besitzt, hat sich herausgestellt, dass Männer und Frauen unterschiedliche Präventionsprogramme brauchen und auch ein unterschiedliches Inanspruchnahmeverhalten vorweisen. Die Bereitschaft zum präventiven Verhalten ist bei Frauen stärker ausgeprägt als bei Männern, Frauen nehmen häufiger an Vorsorgeuntersuchungen und Früherkennungsprogrammen teil (vgl. Kolip/Koppelin 2002, S. 493). In diesem Zusammenhang wird über die Strategie des Gender- Mainstreaming diskutiert. So sollen die bestehenden Geschlechtsunterschiede herausgearbeitet und ihre Vielfalt betrachtet werden. Ein weiteres Konzept ist der Setting-Ansatz, in dem spezifisch auf Zielgruppen eingegangen werden soll. Denn diese Strategien und Konzepte unterstützen und fördern die Krankheitsprävention. Da die Prävention eine gesamtgesellschaftliche Maßnahme darstellt, die soziale Faktoren berücksichtigt, ist es interessant, Präventionsprogramme aus einer soziologischen Perspektive zu analysieren. Somit wurden wir auf die Individualisierte Medizin aufmerksam. Sie ist ein relativ neuer Forschungszweig in der Medizin. Im TAB-Bericht 2008 wurden erstmals die Leitlinien, an denen sich die Forschung der Individualisierten Medizin orientiert, beschrieben:

„Da es bisher keine anerkannte übliche Definition der individualisierten Medizin gibt, wird hierunter in diesem Zukunftsreport eine mögliche künftige Gesundheitsversorgung verstanden, die aus dem synergistischen Zusammenwirken der drei Treiber »Medizinischer und gesellschaftlicher Bedarf«, »Wissenschaftlich-technische Entwicklungen in den Lebenswissenschaften« und »Patientenorientierung« entstehen könnte. Dabei besteht der medizinische und gesellschaftliche Bedarf darin, der wachsenden Herausforderung der bislang nur unzureichend behandelbaren komplexen und oft chronischen Krankheiten, wie z.B. Herz-, Kreislauf-, Stoffwechsel-, Krebs- und neurologische Erkrankungen, zu begegnen" (TAB Bericht 2008, S.7).

Es soll eine ganzheitliche Betrachtung der Entstehung von Krankheiten stattfinden, bei der sowohl biomedizinische als auch psychische und soziale Faktoren in bedeutende Forschungsfragen anlässlich der Prävention, Entstehung von Krankheiten, Diagnostik und Therapie einbezogen werden. Ziel ist es, eine auf den Patienten individuell zugeschnittene Prävention, Diagnostik und Therapie zu entwickeln. Auch pharmakogenetische Aspekte stehen stark im Fokus. Medikamente sollen auf die Bedürfnisse des Patienten abgestimmt werden, sodass Nebenwirkungen kaum auftreten und der Behandlungserfolg verstärkt wird (vgl. TAB- Bericht 2008). Der Fokus, welchen die individualisierte Medizin verfolgt, lässt sich folgendermaßen beschreiben: Die „(...) Ansätze liegen in der Entwicklung von neuen oder verbesserten therapeutischen, präventiven und rehabilitativen Interventionen bzw. in der Einführung neuer Interventionen mit erhöhter Wirksamkeit sowie in der Vermeidung chronischer Krankheiten durch Präventionsmaßnahmen bzw. in der Verschiebung des Zeitpunkts der Erkrankung nach höheren Lebensaltern (»healthy ageing«)" (TAB Bericht 2008, S.7).

Die Individualisierte Medizin stellt in dem Sinne eine Neuerung dar, da der vorherrschende Ansatz der Evidenzbasierten Medizin (EbM) nicht den gewünschten Erfolg erbracht hat. Die „(...) EbM zielt darauf, wissenschaftlich begründete Maßstäbe für eine optimale Krankenbehandlung zu entwickeln und das diagnostische und therapeutische Geschehen damit auf eine rationalere Grundlage zu stellen" (Gerlinger et al. 2009, S. 248). Die EbM formuliert Leitlinien, die bei der Versorgung von Krankheiten zu beachten sind. Die Betrachtung der Krankheit findet eher uniform statt, so wird z.B. die Krankheit Typ-2-Diabetes nur global behandelt. Dabei wird auf die individuellen Unterschiede im Krankheitsverlauf kaum eingegangen. Problematisch ist auch, dass die Leitlinien von vielen Fachgesellschaften und auch in verschiedenen Ländern unterschiedlich formuliert werden und „(...) gerade international lässt sich oftmals kein Konsens über die Erstellung einer Leitlinie für die Behandlung bestimmter Krankheiten herstellen" (ebd., S. 248). Gerade Ärzte kritisieren die EbM: „Evidence-based Medicine und Leitlinien werden unter den Akteuren des Gesundheitswesens je nach Perspektive und Interesse kontrovers diskutiert. Unter der Ärzteschaft dominiert eine skeptische bis ablehnende Sicht der EbM. Sie wird als eine >>Kochbuchmedizin<< kritisiert, die es dem Arzt nicht mehr gestatte, in seinen therapeutischen Entscheidungen auf die Besonderheiten des Einzelfalls einzugehen" (ebd., S. 249). Des Weiteren stehen die ausschließlich biomedizinisch orientieren Leitlinien in der Kritik, da Krankheiten auch als ein soziales Phänomen interpretiert werden können (vgl. ebd., S. 249). Dem würde die Individualisierte Medizin entgegenwirken können. Denn genau diese Ansprüche werden an die neuen medizinischen Leitlinien im TAB-Bericht (2008) gestellt. Somit könnte sich die Behandlung von Krankheiten in den nächsten Jahrzehnten drastisch ändern. Von großer Bedeutung ist für uns, dass die Individualisierte Medizin neue Präventionsmaßnahmen initiiert, als Folge von neuen Diagnostikinstrumenten, wie dem prädiktiven Gentest. Waren Präventionsprogramme vor allem in Hinblick auf die Veränderung oder Optimierung von Verhaltensweisen ausgerichtet (z.B. Bewe-

13

gung und Ernährung), wird in der Individualisierten Medizin die Prävention durch probabilistische Aussagen bestimmt. Diese probabilistischen Aussagen beziehen sich auf den Genotyp des Patienten. Durch die Bestimmung des Genotyps und durch bestimmte Genabschnitte können Aussagen über die Wahrscheinlichkeit getroffen werden, ob eine genetische Disposition für diese Krankheit vorliegt und wie hoch die Wahrscheinlichkeit ist, dass es zum Krankheitsausbruch kommt. Das bedeutet, dass schon vor dem Auftreten der Krankheit durch genetische Informationen Aussagen über die Erkrankung getroffen werden können. Dies funktioniert teilweise bei monogenetischen Erkrankungen (hier sind genetische Teilabschnitte zu 100 Prozent für die Erkrankung verantwortlich), während bei multifaktoriellen Erkrankungen die Gene nicht allein für den Ausbruch der Krankheit verantwortlich sind. Diese kommt erst ist in Kombinationen mit anderen Faktoren zum Tragen (z.b. psychische und soziale Faktoren, Umwelteinflüsse). Trotzdem wird angemerkt:

„(...) genetische Tests auf polygene oder multifaktorielle Erkrankungen haben vor allem eines gemeinsam: Sie sind nicht deterministisch, sondern prädiktiv probabilistisch, das heißt sie bewegen sich in der Prognose des individuellem Schicksals auf relativ ungesicherten Terrain. Was sie treffen, ist eine statistische Wahrscheinlichkeitsaussage über die genetisch assoziierte Krankheitsanfälligkeit einer Person. Ob sich diese Krankheit im jeweiligen Fall tatsächlich entwickeln wird, wann dies geschieht, welchen Schweregrad sie annimmt und welche Verlaufsformen sie haben wird, bleibt nach positivem Gentest ebenso ungeklärt wie der relative Einfluss und das komplexe Zusammenspiel von genetischen Einflussfaktoren auf die Krankheitsentstehung. Ungeachtet der Unbestimmtheit, die den prädiktiv probabilistischen Tests hinsichtlich der individuellen Prognose anhaftet, wird eine gelungene Diffusion dieser Technik tiefe Spuren im medizinischen System und letztendlich in der Gesellschaft hinterlassen" (Feuerstein 2008, S. 171).

Eine Herausforderung wird es sein, wie die Bevölkerung mit probabilistischen Aussagen umgehen wird und inwiefern diese Aussagen das Präventionsverhalten ändern wird. Ein Risiko wird dahingehend gesehen, dass Menschen mit einem gesunden Wohlbefinden als „Quasikranke" angesehen werden. Dies wurde von Günther Feuerstein beschrieben: „(...) Mit anderen Worten: Prädiktive genetische Tests diagnostizieren Gesunde und transformieren sie zu Mitgliedern von Personengruppen, die unterschiedlichen Grad an gesundheitlichen Risiken aufweisen, ohne jedoch etwas dazu aussagen zu können, ob sich diese Riskiertheit im individuellen Fall als Erkrankung manifestieren wird, wann dies geschieht und mit welcher Verlaufsform zu rechnen ist" (ebd., S. 175). Von daher ist es fraglich, ob prädiktive Gentests geeignet sind für Präventionsmaßnahmen.

Sowohl das Feld der Individualisierten Medizin als auch die Sex- und Gender-Debatte und die steigende Zahl der Erkrankungen des Typ-2-Diabetes sind hochaktuelle Aspekte. Diese Arbeit ist gekennzeichnet durch eine vielschichtige und mehrdimensionale Betrachtungsweise, die versuchen möchte, die verschiedenen Thematiken miteinander zu verbinden.

Im Kapitel 2 möchten wir eine Einführung in die theoretische Grundlage unseres Forschungsprojekts geben. Hier befassen wir uns mit dem erkenntnistheoretischen Konzept „Das Pathologische und das Normale" von Georges Canguilhem. Canguilhem setzt sich als Philosoph und Mediziner in seinen Werken mit den Kriterien auseinander, nach denen in der Medizin zwischen krank und gesund unterschieden wird. Außerdem befasst er sich mit der Generierung von Wissen in der Medizin. Des Weiteren wird das biopsychosoziale Modell vorgestellt, welches einen ganzheitlichen Betrachtungsansatz von Krankheiten darstellt. Hier wird nicht nur die biomedizinische Sichtweise berücksichtigt, sondern auch psychische und soziale Faktoren werden als Faktoren für Erkrankungen in Betracht gezogen. Eine weitere Grundlage bildet die Sex- und Gender-Theorie als Beschreibung für das biologische und kulturelle Geschlecht. Der Setting-Ansatz bildet die letzte Komponente unseres Theoriegerüsts. Dieser Ansatz beschreibt, inwieweit, spezifisch im Hinblick auf Prävention, auf bestimmte Gruppen, unter der Berücksichtigung von unterschiedlichen Faktoren, eingegangen werden kann.

Wir stellen an dieser Stelle folgende Hypothese auf: Die Individualisierte Medizin greift Aspekte des Modells auf und fungiert als ein geschlechtssensibles Präventionsinstrument. Das geschlechtsspezifische Verhalten wird durch gesellschaftliche Normen geprägt. Somit entstehen Unterschiede im Präventionsverhalten. Durch die Sozialisation und die Rollen, welche dem Mann und der Frau zugeschrieben wird, herrscht ein unterschiedliches, sogar dichotomes Körperverständnis und Körperempfinden und führt zu unterschiedlichen Lebensstilen, geprägt durch spezifische Ernährungsgewohnheiten und Aktivitätsprofile. Die Individualisierte Medizin hat einen starken Fokus auf den molekularen und nicht auf den psychosozialen Determinanten. In Bezug auf den Typ-2-Diabetes ist dies problematisch. Denn hierbei handelt es sich um eine multifaktorielle Erkrankung, bei welcher der Einfluss der Determinanten noch nicht ausreichend aufgeklärt ist. Hieraus ergibt sich die zentrale Forschungsfrage: Inwieweit kann durch die Individualisierte Medizin ein geschlechtsspezifisches und somit bedarfsgerechtes Präventionsprogramm, welches biogenetische, psychische und soziale Faktoren berücksichtigt, konzipiert werden? Da die Individualisierte Medizin ein neues Forschungsfeld darstellt, über das noch keine einheitliche Definition besteht, sind wir zunächst explorativ vorgegangen. Hierbei kamen wichtige Fragen auf, z.b. was allgemein unter der Individualisierten Medizin verstanden wird und welche realistische Chancen und Risiken sie birgt. Des Weiteren wurden die Hypothesen entwickelt, dass sowohl die Faktoren Sex und Gender als auch psychosoziale Faktoren in der Prävention zu einer Verbesserung der Prävention führen können.

In Kapitel 3 wird unser methodisches Vorgehen beschrieben. Da die Studie einen starken explorativen Charakter hat, haben wir uns für ein qualitatives Vorgehen in Form von Experteninterviews entschieden. Hierbei wurden Experten aus unterschiedlichen Fachdisziplinen befragt. Die Auswertung erfolgte durch eine qualitative Inhaltsanalyse nach Mayring.

In Kapitel 4 stellen wir unsere Ergebnisse vor. Da unsere Auswertung eine Fülle an Informationen beinhaltet, legen wir unseren Fokus vor allem auf die allgemeine Bedeutung der Individualisierten Medizin. Hierbei wird die Bedeutung, des Setting-Ansatzes hervorgehoben, welcher zu einer besseren Gesundheitsförderung beitragen und wie unter der Berücksichtigung von psychosozialen Faktoren der Typ-2-Diabetes vorteilhafter therapiert werden kann. Zum Abschluss möchten wir in unserem Ausblick Ansatzpunkte zu einer verbesserten Prävention im Hinblick auf den Typ-2-Diabetes beschreiben.

2 Theorien

2.1 Georges Canguilhem – „Das Pathologische und das Normale"

Georges Canguilhem (1904-1995) war ein Mediziner und Philosoph, der sich mit historischen Ereignissen in der medizinischen Wissenschaft beschäftigte. Er betrachtete die Medizin von einem erkenntnistheoretischen Standpunkt. Im Vordergrund stand für ihn die Frage, wie Wissen in der Medizin generiert wird und ob die Medizin als eine Wissenschaft angesehen werden kann, die „objektive" Erkenntnisse erzeugen kann. In seinem Werk „das Pathologische und das Normale" geht er auf diese Fragestellungen ein. Seine Intention ist die Herauskristallisierung der Definition sowie die Bedeutung des Begriffs Krankheit im medizinischen Kontext. Deshalb beginnt Canguilhem zunächst mit einer gesellschaftlichen Analyse und beschreibt den Begriff des Normalen und seiner Verwendung in der Gesellschaft. Canguilhem schreibt:

> „Genauso könnten wird die beiden Begriffe der Norm und des Normalen behandeln: der erste wäre dann ein Schulbegriff, der zweite ein Welt- oder Gemeinbegriff. Möglich ist, dass das Normale eine Kategorie des gemeinen Urteils ist, weil das Volk seine gesellschaftliche Situation lebhaft wenn auch undeutlich, als nicht richtig empfindet. Doch der eigentliche Terminus normal wurde zum Bestandteil der Umgangssprache über die Terminologien zweier Institutionen, des Erziehungs- und des Gesundheitswesens, deren gleichzeitige Reform – zumindest in Frankreich – sich ein und derselben Ursache verdankt, nämlich der französischen Revolution" (Canguilhem 1968, S. 161 ff.).

Den Begriff des Normalen sieht Canguilhem in Verbindung eines Rationalisierungsprozesses, der eine Struktur vorgibt und richtungsweisend für die Gesellschaft ist, welchen Zustand sie am besten anstreben soll. Das Normale bezieht sich auf das, was die Gesellschaft für ihr eigenes Wohl hält (vgl. ebd., S. 162). Somit werden Normen und Maße festgelegt, die vor allem durch die statistische Berechnung des Durchschnitts realisiert wurden. Dadurch definieren bestimmte Richtwerte, welcher Zustand als normal oder anormal angesehen werden kann. An dieser Stelle kann die Frage aufgeworfen werden, ab wann etwas als anormal empfunden wird. Das Anormale stellt die Polarität des Normalen dar. Doch wann empfindet der Mensch etwas als normal oder anormal? Für Canguilhem ist der Ursprung des Normierens und Rationalisierens eine an die Kultur gebundene Erfahrung. Das Normieren beginnt für ihn schon bei der Entwicklung unserer Sprache: „Wenn die Erfahrung des Normierens wirklich eine spezifisch anthropologische bzw. an die Kultur gebundene Erfahrung ist, so ist es wohl auch normal, dass eines der Felder, auf denen sie zu allererst möglich war, die Sprache ist" (ebd., S. 167). Schon die Bestimmung der Regeln für unseren Sprachgebrauch geben uns an, welche Aussprache und welche Grammatik richtig und falsch sind. Die Normen sind allgegenwärtig und durchdringen die Gesellschaft in jeglicher Form, seien sie politisch, juristisch, technisch oder kulturell geprägt.

In der Medizin äußert sich die Konstruktion einer Norm darin, dass die Gesundheit als Norm angesehen wird, während die Krankheit eine Abweichung davon darstellt. Canguilhem schreibt dazu:

„Der Autor unterscheidet darin vier Bedeutungen des Begriffs >>normal<<: 1. Übereinstimmungen zwischen einem organischen Faktum und einem Ideal, das die untere bzw. obere Grenze bestimmter Anforderungen festlegt; 2. Die Bestimmung eines Einzelwesens durch Merkmale (Bau, Funktion, chemische Zusammensetzung), die qua Konventionen am Mittelwert einer nach Alter, Geschlecht, etc. homogenen Gruppe gemessen werden; 3. Das Verhältnis eines Individuums zum Durchschnittswert der einzelnen Merkmale nach Aufstellung der Verteilungskurve, Berechnung der typischen Abweichungen und Bestimmung der Anzahl typischer Abweichungen; 4. Das Bewusstsein, an keiner Behinderung zu leiden" (ebd., S. 185).

Diese Abweichungen werden in der Medizin durch den Bereich der Physiologie bestimmt. Anhand von diesen Werten bestimmen die Wissenschaftler z.B. den durchschnittlichen Blutdruck, Fettwerte, Blutzuckerwerte etc. Canguilhem merkt jedoch an, dass es in verschiedenen Ländern unterschiedliche Normen des Blutdrucks gibt. Somit kommt er zu der Erkenntnis, dass der Wert des Blutdrucks nicht einer naturgegebenen Form entspricht, sondern eine von den Menschen konstruierte Norm darstellt. So schreibt er: „Die Chinesen, Inder und Filipinos haben einen um 15 bis 30 mmHg niedrigeren durchschnittlichen systolischen Druck als etwa die Amerikaner. Andererseits fiel bei Amerikanern, die mehrere Jahre in China gelebt hatten, während dieser Zeit der durchschnittliche systolische Blutdruck von 118 auf 109 mmHg. Desgleichen konnten man in den Jahren 1920-1930 beobachten, dass überhöhter Blutdruck in China sehr selten war" (ebd., S. 189). Die Informationen, die durch die Funktionen des Körpers gewonnen werden, können somit nicht als absolut biologische Tatsachen präsentiert werden. Sie werden durch die wissenschaftlichen Standards festgelegt. Für

Canguilhem bedeutet diese Betrachtungsweise, also die Einführung des Begriffs des Irrtums in die Pathologie, „die Gesundheit ist genetische und enzymatische Korrektheit. Kranksein heißt also falsch gemacht worden sein, falsch sein; doch nicht wie ein falscher Geldschein oder ein falscher Bruder, sondern wie eine falsch sitzende Falte oder ein falsch gebauter Vers" (ebd., S. 193). Canguilhem ist davon überzeugt, dass der Zustand der Gesundheit nicht als Naturzustand angesehen werden kann, sondern dass die Krankheit dem Körper genauso inhärent ist. Krankheit bedeutet nicht Irrtum oder Abweichungen, sondern sie gehört zu dem Menschen, wie die Gesundheit. Weiter heißt es: „Der sogenannte gesunde Mensch ist nicht gesund. Seine Gesundheit ist ein Gleichgewicht, das er den eben sich andeuteten Brüchen abtrotzt. Die Drohung der Krankheit ist ein Konstituens der Gesundheit" (ebd., S. 202). Krankheit und Gesundheit können nicht durch Konstanten beschrieben werden, weil diese Konstanten nicht existieren, da sich der Körper des Menschen immer in einem dynamischen Zustand befindet. Für Canguilhem ist die Norm etwas, was nicht konstant gehalten werden kann und nur schwer zu fassen ist. Die vitale Norm, die für ihn das Lebendige darstellt, erschafft sich immer wieder neu und selbst, um sich an die Gegebenheiten, die ihm vorliegen, anzupassen. Die Normen vollziehen eine dynamische Entwicklung und bleiben nicht konstant, das Leben entscheidet somit selbst über die Normen, denn „das Lebendige be- und entwertet und schafft sich so neue, vitale Werte, die es ihm Erlauben, seine spezifische Dynamik zu entfalten" (Muhle 2008, S. 138).

Die Medizin kann nicht als absolut autonome und naturwissenschaftliche Disziplin angesehen werden, sondern sie ist stark von gesellschaftlichen und kulturellen Einflüssen geprägt. Canguilhem erklärt dies, indem er die Neuerungen in der medizinischen Wissenschaft mit den Veränderungen in der Gesellschaft verbindet.

Somit war jahrhundertelang „(...) die Tätigkeit des Arztes nur die Reaktion auf die Bitte des von Krankheit betroffenen Menschen. Sie ist zu einem Anspruch des der Krankheit ausweichenden Menschen geworden. Dieser Wechsel von Bitten zum Fordern ist ein Stück Zivilisation, ein Stück politischer ebenso wie wissenschaftlicher Zivilisation. In den Industriegesellschaften tun sich die Menschen schwer anzuerkennen, dass die Ärzte bei bestimmten Krankheiten nur noch ihre Ohnmacht eingestehen können, und die Ärzte haben Mühe zu akzeptieren, dass man sie womöglich für unfähig hält, der Herausforderung zu begegnen" (Canguilhem 1989, S. 50).

Trotz all dem wird die Illusion aufrechterhalten, dass es möglich ist oder möglich sein wird, jede Krankheit zu heilen. Krankheit wird weiterhin als ein abnormer

Zustand, der von dem „normalen" Gesundheitszustand abweicht und für den Menschen nicht akzeptabel ist, betrachtet. Die medizinische Forschung wird von den gesellschaftlichen Einflüssen und Forderungen geprägt. Ein relativ neuer Zweig in der medizinischen Forschung ist die Individualisierte Medizin. Hier findet eine Betrachtung von Subgruppen statt. Es werden für diese Gruppen neue Normen geschaffen, anhand derer die Diagnose und Therapiemöglichkeiten verbessert werden sollen. Mithilfe von Biomarkern werden die Patienten anhand von physiologischen und auch genetischen Merkmalen klassifiziert.

> Somit werden „Biomarker (...) dazu genutzt, bestimmte Personengruppen zu identifizieren und voneinander abzugrenzen: etwa Personen mit erhöhtem Blutdruck von Normotonen, Träger eines Virus von Gesunden oder Träger einer bestimmten Genvariante von denen ohne dieses Allel. Somit entstehen Personengruppen, für die dann die jeweils optimale Therapie gesucht werden kann, z.B. unterschiedliche Behandlungsansätze für Patienten mit klein- oder großzelligem Lungenkrebs. In der klinisch-epidemiologischen Forschung werden solche Subgruppen innerhalb der Population als »Strata« bezeichnet, der Gruppierungsvorgang entsprechend als »Stratifizierung«. Je mehr Gruppierungsvariablen gleichzeitig berücksichtigt werden, desto kleiner und weiter ausdifferenziert werden die Strata und umso zielgenauer kann die Therapie sein" (TAB 2008, S. 131).

2.2 Das biopsychosoziale Modell

Das biopsychosoziale Modell wird als ein ganzheitlicher Theorieansatz angesehen, der sowohl biomedizinische Aspekte als auch psychosoziale Faktoren berücksichtigt. Mit diesem Ansatz soll die Körper-/Leibdichotomie in der Medizin überwunden werden. Die Medizin ist durch eine starke biomedizinische Sicht weise geprägt. Faktoren auf der psychischen und sozialen Ebene werden kaum oder gar nicht erfasst, da diese außerhalb des medizinischen Handlungsspielraums verortet sind. Jedoch spielen psychische und soziale Variablen eine entscheidende Rolle bei der Verursachung, Entstehung und Heilung von Krankheiten. Das biopsychosoziale Modell wurde als ein theoretisches Konzept eingeführt, um psychische, soziale und biomedizinische Faktoren zu integrieren und ihre Wechselwirkungen untereinander zu untersuchen, ohne dabei naturwissenschaftliche Aspekte zu vernachlässigen. Die interdisziplinären Faktoren werden zusammengeführt und führen zu einem besseren Verständnis und Forschungsergebnis von Gesundheit und Krankheit. Die Notwendigkeit einer neuen Betrachtung ergibt sich aus dem zu einseitigen Blick der Medizin auf den Körper. Lange Zeit sah die Medizin die Funktion des Körpers äquivalent mit einer

Maschine an. Der Vergleich ist historisch belegt:

„(…) den Körper mit Hilfe technischer Modelle zu beschreiben, ist jedoch nicht erst der Biomedizin vorbehalten. Bereits seit Beginn der Neuzeit dienten verschiedene technische Modelle zur Versinnbildlichung des menschlichen Körpers: zunächst die mechanische und später die funktionale Maschine. Und mit dem jeweiligen technischen Modell öffneten sich für die medizinische Therapie jeweils andere Möglichkeiten: so ermöglichte das Modell der mechanischen Maschine, wie es der analytischen Medizin zugrunde lag, theoretisch die Entwicklung der reperativen Chirurgie und der Prothesentechnik und das Modell der funktionalen Maschine bildete in der physiologisch-experimentellen Medizin den theoretischen Hintergrund für das Organkonzept" (Manzei 2003, S.87).

Die Entstehung von Krankheiten wurde aus einer reinen physiologischen Perspektive betrachtet. Der Körper wurde als Maschine versinnbildlicht und eröffnete der Medizin dadurch einen Handlungsrahmen. Unstimmigkeiten, die zu einer Abweichung des „Normalzustandes" führen, wurden als Defekte angesehen, die durch geeignete medizinische Behandlungsmethoden behoben werden können. Die Problematik ergibt sich, indem „der gravierende Nachteil dieses Erklärungsmodells [ist] die Tatsache, dass Maschinen weder fühlen noch etwas erleben können, und die Unmöglichkeit, psychische und soziale Einwirkungen auf den Organismus eines Menschen zu erklären oder auch nur für möglich zu halten" (Uexküll 2011, S. 5). Der menschliche Körper wird dichotomisch betrachtet, indem Körper und Leib voneinander separiert wurden. Der Korpus wird auf eine rein funktionalistische Sichtweise reduziert, der nur durch biochemische Mechanismen zu erklären ist. Durch diese Annahme „(...) entstand die Vorstellung, dass psychische oder sozial ausgelöste Störungen weder >>wirkliche<< Krankheiten seien noch zu >>wirklichen<< Krankheiten führen könnten. Störungen auf psychischer und sozialer Grundlage würden neben den >>wirklichen<< Krankheiten, die in der Inneren Medizin und den anderen somatischen Fächern gelehrt werden, bestenfalls eine Sondergruppe von Beschwerdebildern darstellen, für deren Behandlung wieder eine neue Spezialdisziplin zuständig sei" (ebd., S. 4). Soziale und psychische Faktoren wurden bis dahin bei der Krankheitsentstehung ausgeschlossen. Der Psychiater Georg Engel befand dieses Sichtweise als zu einseitig und entwickelte dahingehend die Theorie des biopsychosozialen Modells. In diesem Modell sollte die Aufspaltung der Körper/- Leibdichotomie aufgelöst werden und eine Integration von psychischen und sozialen Faktoren stattfinden. Dadurch sollte eine ganzheitliche Erklärung der Entstehung von Gesundheit und Krankheit ermöglicht werden. Der Körper wird im biopsychosozialen Modell nicht als ein geschlossenes, sondern als ein offenes System betrachtet, das mit seiner Umwelt interagiert und im Austausch steht. Somit stellt sich die Frage, „an welchen Punkten der Äthiopathogenese oder des Heilungsprozesses haben psycho-soziale Faktoren einen wie großen Einfluss – sind solche eventuell vernachlässigbar oder aber prozesssteuernd? Und in welchen Phasen des Krankheitsverlaufs zeigen psycho-soziale Variablen auf welche Weise ihre Wirkung" (Egger 2005, S. 4). Dies soll zunächst in der theoretischen Grundlage des biopsychosozialen Modells verdeutlicht werden.

2.2.1 Der systemtheoretische Ansatz des biopsychosozialen Modells

Die Systemtheorie von Niklas Luhmann beschreibt die Welt als bestehend aus Systemen, die offen sind und mit ihrer Umwelt interagieren. Systeme zeichnen durch Komplexität aus und diese muss reduziert werden, um ein System begreifbar zu machen. Somit unterteilen sich Systeme weiter in verschiedene Subsysteme, um der Komplexität entgegenzuwirken. Das biopsychosoziale Modell bedient sich der Systemtheorie und „(...) ist aus Studien zur Allgemeinen Systemtheorie (vgl. Luhmann) und seiner Anwendung auf die Biologie hervorgegangen und ist im Wesentlichen das Verdienst von Bertalanffy und Weiss" (Egger 2005, S.3). Der Mensch wird als ein organisches System angesehen, das sich in verschiedene Subsysteme untergliedert. Denn „(...) lebende Systeme tauschen Materie, Energie und Informationen mit der Umwelt bzw. zwischen ihren Subsystemen aus. Es werden einfache sowie adaptive Kontrollsysteme näher charakterisiert, wobei vor allem Regelkreise eingegangen wird" (Egger 2005, S. 4). So wird der Mensch als ein Ganzes angesehen, während die Organe Subsysteme bilden, die aber wiederum auch anderen Systemen, z.B. dem Nervensystem und dem weiteren Organsystem, unterliegen (vgl. ebd., S. 5). Veränderungen auf einer Ebene, z.B. im Hormonhaushalt können Veränderungen auf unterschiedlichen Ebenen im Organismus bewirken.

Eine der wichtigsten Erkenntnisse des biopsychosozialen Models ist, dass Gesundheit oder Krankheit kein Zustand, sondern ein dynamischer Prozess ist (vgl. ebd., S. 6). „Der zentrale Begriff ist hier die Emergenz, also das Hervorbringen von Phänomenen, die auf der jeweils darunter liegenden Systemebene nicht vorhanden sind und damit dort auch nicht als Erklärungsgrundlagen zur Verfügung stehen" (ebd., S.4). Daraus resümiert Egger, dass eine alleinige biomedizinische Erklärung nicht für eine psychologische oder soziale Begründung ausreichend sein kann. Dies belegt er anhand eines Beispiels: „Ein psychologisches Konstrukt wie etwa >>Selbstunsicherheit<< oder >>Hilfsbereitschaft<<

(im Sinne des prosozialen Verhaltens) werden wir auf physiologischer Ebene vergeblich suchen. Was wir dort davon finden, sind vielfältige nervöse, humorale bzw. biochemische Erregungsmuster, die ohne Kenntnis der übergeordneten Funktion in ihrer psychologischen Bedeutung nicht zu verstehen sind" (ebd., S.4). Als eine der wichtigsten Erkenntnisse des biopsychosozialen Modells beschreibt Josef Egger, dass die Äthiopathogenese, der Behandlungsansatz, die Symptomatik und die Behandlung nicht nur auf biologischer oder psychologischer Basis betrachtet werden können sondern, „(...) sowohl psychologisch als auch biologisch [ist]" (ebd., S.5). Das biopsychosoziale Modell verkörpert somit eine holistische Sichtweise von psychischen, sozialen und biologischen Variablen, die letztendlich zu einem besseren Verständnis von Gesundheit und Krankheit führen sollen. Auch Georges Canguilhem befasst sich in seinem Buch „Das Pathologische und das Normale" mit der Definition der Begriffe Krankheit und Gesundheit und den Schwierigkeiten, eben diese zu klassifizieren. Im biopsychosozialen Modell werden Krankheit und Gesundheit wie folgt beschrieben: „Krankheit und Gesundheit erscheinen hier nicht als ein Zustand, sondern als ein dynamisches Geschehen. So gesehen muss Gesundheit in jeder Sekunde des Lebens geschaffen werden" (ebd., S. 6). Im Folgenden soll das biopsychosoziale Verständnis von Gesundheit und Krankheit in Schaubildern aufgeführt werden.

ABSTRAKTIONSEBENE
GESUNDHEITSDIMENSION

I.

Gesundheit als somatische Unauffälligkeit
organische bzw. körperliche Funktionstüchtigkeit;
Beobachtungsperspektive: Gesundheit als Ausschluss eines
organpathologischen Befundes (ergibt eine Gesundheit aber viele Krankheiten);
therapeutischer Ansatz: Primärprophylaxe.
prinzipiell: Mensch als komplexe Maschine. Problemlösung durch Experten;
(Therapeut als "Techniker"); kein Handlungsbedarf außer z.B. Schutzimpfung
oder Risikofaktorenaufklärung;
Focus: Außenperspektive

biomedizinisch
(health)

II.

Gesundheit als virales Erleben und Verhalten
Erlebnisperspektive: Gesundsein, Wohlbefinden, Vitalitätsgefühl,
therapeutischer Ansatz: Gesundheitswissen, Gesundheitsmotivation,
Gesundheitsverhalten (Gesundheitskompetenz);
prinzipiell: Mensch hat Eigen- und Mitverantwortung, Änderung individuellen
Erlebens und Verhaltens, Hilfe zur Selbsthilfe (Therapeut als Katalysator)
persönlichkeitsgebundene und situative Verhaltensrisikofaktoren und
Schutzfaktoren;
Focus: Innenperspektive.

psychologisch
(wellness)

III.

Gesundheit als salutogene Mensch-Umwelt-Passform
Hochsitzperspektive: Krankheit als "Fehlanpassung" an sozioökologische
Lebensbedingungen
therapeutischer Ansatz: Bevölkerung bzw. Gruppen von Menschen, Änderung
von externen (sozialpolitischen, ökologischen) Lebensbedingungen und
Verhaltensänderung von Populationen
prinzipiell: (Mit) Verantwortung der sozialen und ökologischen "Umwelt"
politik; public health;
Focus: Metaperspektive

öko-sozial
(public health)

Abbildung 1: Modell zum Verständnis von Gesundheit nach Egger

Im Gegensatz zum konventionellen Gesundheitsbegriff wird Gesundheit als „(…) die ausreichende Kompetenz des Systems ‚Mensch', beliebige Störungen auf beliebigen Systemebenen autoregulativ zu bewältigen. Nicht das Fehlen von pathogenen Keimen (Viren, Bakterien etc.) oder das Nichtvorhandensein von Störungen/Auffälligkeiten auf der psycho-sozialen Ebene bedeuten demnach Gesundheit, sondern die Fähigkeit, diese pathogenen Faktoren ausreichend zu kontrollieren" (ebd. S.5).

MODELLE ZUM VERSTÄNDNIS VON KRANKHEIT	ABSTRAKTIONSEBENE KRANKHEITSDIMENSION
I. **Krankheit als somatische Störung** Organischer bzw. organfunktioneller Befund Beobachterperspektive: Krankheit als materieller Befund primärer therapeutischer Ansatz: Mensch als komplexe Maschine, Problemlösung durch Experten (Therapeuten als "Techniker"); Außenperspektive	biomedizinisch (disease/ impairment)
II. **Krankheit als Störung des Erlebens und Verhaltens** Erlebnisperspektive: Kranksein, Krankheitsgefühl, Befindlichkeit primärer therapeutischer Ansatz: Mensch hat Eigen- und Mitverantwortung, Änderung individuellen Erlebens und Verhaltens, Hilfe zur Selbsthilfe (Therapeut als Katalysator); Innenperspektive	psychologisch (illness/ disability)
III. **Krankheit als Ergebnis einer pathogenen Mensch-Umwelt-Passform** Hochsitzperspektive: Krankheit als "Fehlanpassung" an sozioökologische Lebensbedingungen primärer therapeutischer Ansatz: Bevölkerung bzw. Gruppen von Menschen; Änderungen von externen (sozialpolitischen, ökologischen) Lebensbedingungen und Verhaltensänderung von Populationen (soziale und ökologische "Umwelt" politik); Metaposition	öko-sozial (sickness/ handicap)

Abbildung 2: Modell zum Verständnis von Krankheit nach Egger

Krankheit wird nach dem biopsychosozialen Modell als ein Ausfall der „(…) autoregulative[n] Kompetenz zur Bewältigung von auftretenden Störungen auf beliebigen Ebenen des System ‚Mensch' (…) [bezeichnet]" (ebd. S.5). Dies bedeutet, dass Teile oder Funktionen wegfallen, die zur Aufrechterhaltung des menschlichen Organismus` beitragen und eine Wiederherstellung in diesem Moment nicht möglich ist.

2.2.2 Das biopsychosoziale Modell und die Individualisierten Medizin

Wie bereits in den vorangegangenen Kapiteln beschrieben, fokussiert die Theorie des biospsychosozialen Modells sich auf eine ganzheitliche Betrachtung von Gesundheit und Krankheit. Weshalb psychische und soziale Faktoren bisher nicht berücksichtigt wurden, beantwortet Josef Egger in seinem Aufsatz wie folgt: „Wie kann denn ein nicht-materieller, geistiger Vorgang (z.B. ein Gedanke) – der ohne Ausdehnung von Raum und Zeit ist, als ohne physische Existenz konzipiert ist – Einfluss nehmen auf etwas Materielles wie dem Hirn, ohne dabei die fundamentalen physikalischen Grundgesetze von der Erhaltung der Masse und Energie außer Kraft setzen – eine Kritik, die bekannterweise schon auf Kant zurückgeht" (ebd., S. 7). In dieser Passage wird die Problematik der Messung von psychische und soziale Faktoren aufgrund ihrer Immaterialität deutlich. Deswegen sind auch kausale Zusammenhänge schwieriger nachzuweisen. Die Individualisierte Medizin wird als neuer bahnbrechender Forschungszweig in der Medizin angesehen. Sie greift im Grunde genommen die Aspekte des biopsychosozialen Modells auf, in dem versucht wird, einen ganzheitlichen Ansatz, in dem Krankheiten diagnostiziert und erkannt werden können, zu formulieren. Das Kernelement der Individualisierten Medizin beruht auf der Stratifizierung von Gruppen, das bedeutet, dass Gruppen von Menschen, die z.B. einen ähnlichen Genotyp aufweisen oder ähnlich auf bestimmte Wirkstoffe reagieren, zusammengefasst werden. Dadurch können bedarfsgerechte Diagnostiken und Therapien für diese Gruppen entworfen werden. Auch die Individualisierte Medizin formuliert den Anspruch, eine Integration von biologischen, psychischen und sozialen Faktoren leisten zu können. Durch die Erhebung dieser Faktoren, sollen Menschen aufgrund ihrer biogenetischen, psychischen und sozialen Faktoren klassifiziert werden. Somit soll die Entstehung von Krankheiten frühzeitig erkannt und verhindert sowie die Heilung von Krankheiten optimiert werden. Im TAB-Bericht (2008) wird ein ähnliches Krankheitsverständnis wie im biopsychosozialen Modell, beschrieben:

„Krankheiten kommen durch ein komplexes Zusammenspiel vielfältiger Faktoren zustande. Zu dieser Erkenntnis tragen zahlreiche Disziplinen der Medizin und der Lebenswissenschaften bei, wie z.B. Medizin und Epidemiologie, Umweltmedizin, molekulare Medizin und Humangenomforschung, Immunologie, Pharmakologie sowie Ernährungsforschung und -medizin. Zu den Faktoren, die die Entstehung und den Verlauf von Krankheiten beeinflussen, zählen verschiedene Umweltfaktoren und -einflüsse, Lebensführung und Lebensstil, Ernährung, genetische Faktoren und Unterschiede in der Genexpression und -regulation, psychische Faktoren sowie der Sozialstatus mit dem damit verbundenen sozialen Umfeld und den sozial geprägten Kompetenzen. Auch Alter, Geschlecht und Rasse sind relevant. Diese Einflussfaktoren unterscheiden sich zum einen von Krankheit zu Krankheit in ihrer Bedeutung. Zum anderen kann ihre Ausprägung von Individuum zu Individuum sowie innerhalb eines Individuums in Abhängigkeit von der Zeit (z.B. im Verlaufe der Individualentwicklung; Kinder sind in anderem Maße anfällig für Krankheiten als Erwachsene), vom Immunstatus, von der Ernährung, vom Auftreten von Begleiterkrankungen sowie von Art und Ausmaß der medikamentösen Behandlung variieren. Es ist somit davon auszugehen, dass in Bezug auf die krankheitsverursachenden Einflussfaktoren einerseits krankheitsspezifische Profile vorliegen, die andererseits individuenspezifisch, abhängig von Zeit und Umwelt, variabel moduliert werden" (TAB-Bericht 2008, S.39).

Genau diese Komplexität soll durch die Individualisierte Medizin erfasst werden. Hierbei werden nun stärker als im biopsychosozialen Modell die individuellen Unterschiede hervorgehoben. Eine maßgeschneiderte und bedarfsgerechte Therapie soll auf die Bedürfnisse des Patienten abgestimmt werden. Im TAB-Bericht von 2008 werden mehrere Treiber der Individualisierten Medizin formuliert, die zu einer Verbesserung in der Erkennung und Heilung von Krankheiten führen sollen. Es wäre der Treiber „medizinischer Bedarf" zu nennen, der vor allem die Verbesserung, der Erkennung und Heilungschancen von multifaktoriellem Erkrankungen anstrebt (vgl. ebd., S. 40). Unter multifaktorielle Erkrankungen werden z.B.: Herzkreislauferkrankungen, Typ-2-Diabetes und Bluthochdruck (Hypertonie) aufgeführt. Weitere Treiber sind die „technische und wissenschaftliche Entwicklung"und der Treiber „Patientenorientierung". Durch die Berücksichtigung von biologischen, psychischen und sozialen Variablen wird eine bessere Erkennung von Zusammenhängen angestrebt, um diese Erkrankungen diagnostizieren, behandeln und im besten Falle verhindern zu können. Somit wird die Individualisierte bzw. Personalisierte Medizin als zukünftiges Forschungsinstrument angesehen, das sich mit einer ganzheitlichen Betrachtung der Krankheit befasst. Jedoch liegt der Forschungsschwerpunkt eher auf den biomedizinischen Aspekten vor allem der Genotypisierung. Somit stellt sich die Frage, inwieweit psychische und soziale Aspekte tatsächlich berücksichtigt werden können.

2.3 Gesundheitsförderung und Prävention

Drei Trends sind maßgeblich an der Entwicklung der Gesundheit in der Bevölkerung reicher Industrienationen beteiligt. Als ersten Trend ist in diesem Kontext die steigende Lebenserwartung zu nennen. So steigt die Lebenserwartung pro Jahrzehnt um etwa ein Jahr. Des Weiteren ist als zweiter Trend die ungleiche Verteilung der Gesundheitschancen hervorzuheben. Die vertikale Ungleichheit bedient sich an den Merkmalen Bildung, beruflicher Status und Einkommen. Die horizontale Ungleichheit wiederum wird durch die Merkmale Geschlecht, Nationalität und Alter bestimmt. Die soziale Ungleichheit wird demnach durch vertikale und horizontale Merkmale bestimmt (vgl. Mielck 2002, S. 388). Daraus ergeben sich die merkmalspezifischen Gesundheitsrisiken. Darüber hinaus ist die Dominanz chronischer, aber vermeidbarer Krankheiten als dritter Trend zu nennen. Trotz der unterschiedlichen Krankheitsverläufe und Ursachen haben die häufigsten chronischen Krankheiten zwei entscheidende Gemeinsamkeiten. Zum einen zeigt sich die erste Gemeinsamkeit in der Tatsache, dass nach dem Auftreten diese meist nicht heilbar sind, sondern lebenslange medizinische und soziale Betreuung beanspruchen. Zum anderen sind diese chronischen Krankheiten in erheblichen Umfang vermeidbar (vgl. Altgeld et al. 2006, S. 9ff.). So ist Diabetes mellitus in den Industriestaaten eine schwerwiegende chronische Stoffwechselerkrankung, welche sich durch eine steigende Prävalenz auszeichnet. Die International Diabetes Federation (IDF) gibt die Diabetesprävalenz der 20-79 Jährigen innerhalb der BRD mit 12 Prozent an. Somit kommen die meisten (registrierten) Diabetiker europaweit aus Deutschland (vgl. Gesundheitsbericht Diabetes 2011). In Zukunft wird sich dieser Befund weiter vergrößern. Zudem kann von einer hohen Dunkelziffer an Diabetes Erkrankter ausgegangen werden. 90 Prozent aller Personen, die an Diabetes erkrankt sind, leiden am Typ-2-Diabetes, der sogenannte Altersdiabetes (vgl. TAB 2008). Die Prävalenz von Diabetes und auch Adipositas sind während der letzten 20 Jahre um ca. 100 Prozent gestiegen (vgl. Joost 2006, S. 31). Das Gesundheitswesen in Deutschland wurde im Jahre 2006 mit ca. 25 Milliarden Euro inklusive indirekte Kosten belastet (vgl. NAFDM 2006, S. 6). Diabetes ist nicht nur eine rein biologische Tatsache, welche ihre absolute Ursache im Körper bzw. im Genom des Menschen hat, sondern ist unter anderem bedingt durch bestimmte Verhaltensmuster von Bewegung, Ernährung, Körperwahrnehmung und Prävention. Allerdings sind diese spezifischen Verhaltensmuster keine individuellen Phänomene, sondern sie weisen soziale Regelmäßigkeiten auf, d.h. Bewegungsmangel, Ernährungsgewohnheiten, eine sensible Körperwahrnehmung, auch die Einsicht zur Notwendigkeit, sich präventiv um die Gesundheit zu sorgen, sind kollektive Phänomene, welche vertikal und horizontal ungleich verteilt sind.

Typ-2-Diabetes ist durch die Ansätze der Gesundheitsförderung und Prävention vermeidbar. Programme zur Diabetes-Prävention sollten nach Hauner et al. (2005) vor allem zwei Ansätze verfolgen: Zum einen die zielgruppenspezifische Verhinderung des Typ-2-Diabetes und des metabolischen Syndroms und zum anderen die Förderung eines gesundheitsförderlichen Lebensstils auf Bevölkerungsebene. Lebensstilveränderungen werden in diesem Kontext als hochwirksame Maßnahme eingeschätzt. „Da fast jeder dritte Bundesbürger im Laufe seines Lebens einen Typ-2-Diabetes entwickelt, sind zusätzliche Präventionsbemühungen auf Bevölkerungsebene notwendig" (Hauner et al. 2005, S. 223). Diese sind nicht diabetesspezifisch und sollen einen gesundheitsförderlichen Lebensstil fördern. Hierbei wird dem lebensbereich- und zielgruppenorientieren Setting-Ansatz, eine große Bedeutung beigemessen. Jedoch wird nach Einschätzungen von vielen Experten das gesundheitspolitische und gesundheitsökonomische Potenzial von Gesundheitsförderung und Prävention zu wenig beachtet. Und gerade gesundheitsfördernde und präventive Aktivitäten haben, laut Einschätzungen vieler Wissenschaftler, einen entscheidenden „(...) Anteil an der Erhaltung und Verbesserung des Gesundheitszustandes als medizinisch-kurative Leistungen" (Altgeld et al. 2006, S. 5).

Prinzipiell muss eine Unterscheidung zwischen den Begriffen Gesundheitsförderung und Prävention getroffen werden. Bei Prävention wird dreifach unterschieden. „Die Primärprävention umfaßt alle spezifischen Aktivitäten vor Eintritt einer faßbaren biologischen Schädigung zur Vermeidung auslösender oder vorhandener Teilursachen" (Walter/Schwartz 2003, S. 189). Unter der Sekundärprävention ist die Identifizierung von symptomloser Krankheitsfrühstadien zu verstehen. Zu den typischen Maßnahmen gehören: Früherkennungsmaßnahmen, Vorsorgeuntersuchungen oder ein Gesundheitscheck, z.B. der „Check-up 35" (vgl. ebd., S. 189). Die Tertiärprävention hat zur Aufgabe, im Rahmen von einer bereits eingetretenen Krankheit, Verschlimmerungen und Funktionsverluste zu reduzieren oder gar zu verhindern (vgl. ebd., S. 189). Aus einer gesundheitspolitischen Perspektive ist es von höchster Wichtigkeit, im Rahmen von Präventionsprogrammen die „(...) Inzidenzenabsenkung von Krankheit, Behinderung oder vorzeitigen Tod sowie ein möglichst langer Erhalt der Selbständigkeit im Alter" (ebd., S. 190). So ist eine zukünftige Gesundheitspolitik ohne Prävention unmöglich. Nach Altgeld et al. (2006, S. 7) gehört Prävention als „vierte Säule", „(...) neben den drei Säulen Kuration, Rehabilitation und Pflege zur Basis unseres Gesundheitssystems." Deshalb fordern sie eine Gleichberechtigung von Kuration und Prävention. Die Gründe in diesem Zusammenhang sind vielfältig. Sie steigert die Lebensqualität und ermöglicht ein produktives sowie aktives Leben. Des Weiteren fördert Prävention das soziale Kapital und damit den Zusammenhalt in der Gesellschaft. Schließlich spart sie Kosten in der Krankenversorgung. Die genannten Punkte lassen sich unter dem Slogan „Vorbeugen ist besser als Heilen" subsumieren. Jedoch wird auch gegen die Prävention argumentiert. So werden etwa Argumente, dass Prävention nicht funktioniert oder nur unter Zwang funktioniert, aufgeführt. Zudem kann Prävention zwar das Leben verlängern, jedoch wird die gewonnene Zeit in Krankheit und mit Leid verbracht (vgl. ebd., S. 9).

In Deutschland existiert eine Vielfalt von Präventionsprogrammen, welche mitunter von den gesetzlichen Krankenkassen angeboten werden. Sie haben den nationalen Auftrag der Primärprävention, um die Gesundheit der Bevölkerung zu stärken und ebenfalls gesundheitliche Ungleichheiten zu reduzieren (vgl. GEDA 2009, S. 23). Es bestehen noch weitere Präventionsangebote von gewerblichen Trägern, wie Fitnessstudios oder auch gemeinnützigen Sportvereinen. Darüber hinaus gibt es bundesweite Strategien, welche die Gesundheit der Bevölkerung schützen sollen, wie z.B. Deutschlands Initiative für gesunde Ernährung und Bewegung „IN FORM". Die Gesundheitsförderung hat zum Ziel, die individuellen Ressourcen der Individuen zu stärken, um eine höhere Lebensqualität zu realisieren. Zentrale Strategien sind hierbei „(...) Empowerment, d.h. die Stärkung von Kompetenz und Selbstbestimmungsrecht über die eigene Gesundheit und Intersektoralität, d.h. die Einbindung von Gesundheit als Handlungsziel in einer Vielzahl von Politikbereichen" (Kickbusch 2003, S. 181). Die Reduktion von Krankheitsrisiken ist ein willkommener Nebeneffekt, steht aber nicht im Fokus (vgl. Kuhlmann/Kolip 2005, S. 97). Gesundheitsförderung kann direkt am Individuum ansetzen und es dazu befähigen, sich gesundheitsförderlicher zu verhalten. Dadurch wird Gesundheitsförderung nicht mehr allein als Vermittlung abstrakten Wissens über Krankheitsursachen und -risiken aufgefasst, sondern zielt auf die Steigerung der individuellen Handlungs- und Bewältigungskompetenzen des einzelnen Individuums ab. Deshalb werden Ressourcenstärkung und Kompetenzsteigerung als inhaltlicher Kern der Gesundheitsförderung betrachtet. Doch Probleme ergeben sich bei den Ergebnissen der entwicklungspsychologischen und ungleichheitstheoretischen Forschung. Denn diese bestätigen hinreichend, „(...) dass Gesundheitsförderung im Sinne der Ressourcenstärkung nur zu einem möglichst frühen Entwicklungszeitpunkt und nur durch ein flankierendes, den sozialökologischen Kontext berücksichtigendes Vorgehen Erfolg versprechen kann" (Bauer/Bittlingmayer 2006, S. 806f.). Deshalb ist eine Vereinigung von verhaltens- und verhältnisorientierten Ansätzen nötig, um eine umfassende Gesundheitsförderung zu bewerkstelligen.

Verhaltensorientierte Maßnahmen zielen auf Veränderungen von Verhalten bei Individuen und Gruppen ab. Demgegenüber beziehen sich die verhältnisorientierten Maßnahmen auf die Veränderungen der biologischen, sozialen oder technischen Umwelt (vgl. Schwartz/Walter 2000, S. 153 in Engelmann/Halkow 2008, S. 42). Ein geeignetes Instrument wird diesbezüglich im Setting-Ansatz gesehen. Gesundheitsförderung und Prävention sind allerdings nicht voneinander trennbare Begriffe. Dieser Tatsache ist es geschuldet, dass in Berichten beide Begrifflichkeiten vermengt werden. Jedoch können Gesundheitsförderung und Prävention nicht in einem ausdrücklichen Gegensatz zueinander gesehen werden.

„Vielmehr stehen die dahinter liegenden konzeptionellen Unterschiede in einem Verhältnis der Komplementarität" (Bauer/ Bittlingmayer 2006, S. 782). Schließlich dienen die gesundheitsfördernden und präventiven Maßnahmen als Werkzeug zur Kostendämpfung. Denn durch die Verringerung der Ungleichheit von Gesundheitschancen durch Nutzung der gesundheitsfördernden und präventiven Maßnahmen, sollte es auch möglich sein, die Krankheitshäufigkeit in der Gesellschaft zu minimieren. Das heute zumeist enge Begriffsverständnis von Gesundheitsförderung speist sich aus einem Spezialausschnitt im Spektrum präventiver Ansätze. In einer erweiterten Variante ist Gesundheitsförderung als gesundheitsbezogene Querschnittsaufgabe zu betrachten. Dabei muss sie nicht nur in der Prävention, sondern auch in der Kuration, in der Pflege und in der Rehabilitation vollständig berücksichtigt werden (vgl. Rosenbrock/Gerlinger 2004 in ebd., S. 782).

2.3.1 Was sind Settings?

„Die WHO (WHO Europe, 1998) definiert Settings (engl.: Umgebung, Schauplatz) als >>the place or social context in which people engage in daily activities in which environmental, organizational and personal factors interact to affect health and wellbeing<<" (Engelmann/Halkow 2008, S. 28). Zudem wird unter einem Setting ein Ort oder ein sozialer Kontext verstanden, der neben der physischen Begrenzung „(...) sich durch Beteiligte mit verschiedenen Rollen auszeichnet und über eine Organisationsstruktur verfügt" (ebd., S. 26). Neben der WHO-Definition von Settings existieren weitere Beschreibungsversuche. Es lässt sich ein gemeinsamer Nenner in all den verschiedenen Beschreibungsversuchen feststellen, nämlich dass ein Setting ein „anerkanntes soziales System" darstellt. Zudem beeinflussen die in Frage kommenden sozialen Systeme die Gesundheit. Schließlich lässt sich festhalten, dass zweckrationale Organisationen, wie der Arbeitsplatz, leichter zu beeinflussen und gestalten sind als weniger formalisierte Lebensbereiche, wie Familien.

Folglich wird der Fokus statt auf den einzelnen Menschen und sein individuelles Verhalten, auf gesundheitliche Belange von Individuen in ihren sozialen und gesellschaftlichen Systemen gerichtet. Hierbei muss jedoch eine Unterscheidung zwischen „Gesundheitsförderung im Setting" und „gesundheitsfördernde Settings" vollzogen werden. Ersteres nutzt lediglich den sozialen und organisatorischen Rahmen Setting, um Zugang zu den Zielgruppen zu erhalten und dort schließlich traditionelle Aktivitäten der Gesundheitsaufklärung stattfinden zu lassen. Letzteres wiederum versucht das System als Ganzes zu einem „gesundheitsfördernden Setting" zu formen. Der Begriff Setting-Ansatz lässt sich zum „gesundheitsfördernden Setting" zuordnen und hat die Zielsetzung, die gesundheitlichen Belange in allen Bereichen des Settings zu integrieren. Dies schließt sowohl die Alltagsroutine des Denkens und Handelns der Settingmitglieder als auch des Managements mit ein (vgl. Naidoo/ Wills 2010, S. 310). Denn nach Barić/Conrad (1999) kann als konzeptionelles Grundmerkmal des Setting-Ansatzes festgestellt werden, dass er im Grunde eine systemische Strategie ist, „(...) die sich der Prinzipien der Organisationsentwicklung bedient" (Engelmann/Halkow 2008, S. 34) und ist deshalb ein langfristig angelegter Ansatz. „In der Regel beginnt er mit der Umsetzung spezifischer Projekte, die darauf ausgerichtet sind: gesunde Arbeits- und Lebensbedingungen in dem Setting zu schaffen, eine gesundheitsfördernde Gesamtpolitik in dem Setting zu entwickeln, die Gesundheitsförderung in das Qualitäts- und Evaluationsmanagement des Settings zu integrieren, um belegen zu können, wie und wieweit die Gesundheitsförderung zur Steigerung der allgemeinen Leistungen und Verbesserung der Kernaufgaben des Settings beitragen kann" (Naidoo/Wills 2010, S. 310).

2.3.2 Der Setting-Ansatz

Der Setting-Ansatz manifestierte sich als Schlüsselstrategie der Gesundheitsförderung zur Umsetzung der Ottawa-Charta-Prinzipien der WHO. So wurden in der Ottawa-Charta fünf Handlungsebenen formuliert: „Die Entwicklung einer gesundheitsfördernden Gesamtpolitik, die Schaffung gesundheitsförderlicher Lebenswelten, die Unterstützung gesundheitsbezogener Gemeinschaftsaktionen, die Entwicklung persönlicher Kompetenzen und die Neuorientierung der Gesundheitsdienste bestimmen den Handlungsrahmen der Gesundheitsförderung" (Engelmann/Halkow 2008, S. 27). Davon ausgehend, „(...) liegt dem Setting-Ansatz die Annahme zugrunde, dass Gesundheit durch die Schaffung gesundheitsförderlicher Rahmenbedingungen positiv beeinflusst werden kann" (ebd., S. 9). 1986 wurden erstmals Settings für Gesundheitsförderung explizit in der Ottawa-Charta für Gesundheitsförderung als Orte genannt, in denen Gesundheit als Produkt des Lebens der Menschen und ihr alltägliches Handeln konstruiert wird: „Health is created and lived by people within the settings of their everyday life; where they learn, play and love" (WHO, 1986 zit. in ebd., S. 26). Von nun an wurden nicht nur Individuen und deren Verhalten, sondern auch soziale Systeme und Organisationen, in denen sie sich aufhalten, in gesundheitsbezogenen Arbeiten thematisiert.

Trotz der möglichen Potenziale, die sich in dem Setting-Ansatz finden, ist die Konzeption des Setting-Ansatzes heute noch sehr unscharf. Zudem stößt dessen Anwendung in der Praxis auf einige Hindernisse. Hinzu kommt, dass noch nicht erfolgreich versucht worden ist, die Erkenntnisse aus der Praxis systematisch zu erfassen und zu verwerten, „(...) um den Ansatz auf eine breitere Basis begründeter Wirkungszusammenhänge und entsprechender methodischer Ausrichtungen zu stellen" (ebd., S. 26). Dennoch ist der Setting-Ansatz eine Interventionsstrategie zur Förderung von Gesundheit. Zudem vermeidet er Diskriminierung von bestimmten Personengruppen. Denn die Intervention wird in der gesamten Setting-Population vollzogen. Schließlich erscheint er als handhabbare Methode, „(...) um verschiedene Einflüsse der sozialen Systeme auf die Gesundheit in die Intervention einzubeziehen" (ebd., S. 37) und beruht folglich auf der Annahme, dass Gesundheit größtenteils außerhalb des Gesundheitswesens im engeren Sinne produziert wird.

Pointiert dargestellt, bedeutet dies, dass der Setting-Ansatz sich mit der Trias Gesundheit/Krankheit, objektive Verhältnisse und menschliches Verhalten erklären lässt, wobei das Augenmerk insbesondere bei der Beeinflussung des Verhaltens durch die Verhältnisse liegt. Jedoch ist die Beeinflussung des Verhaltens durch die Verhältnisse nach Kuhn (2005, S. 29 in ebd., S. 38) nicht kausaler Natur, sondern bestimmt durch die zielgerichtete Auseinandersetzung des Einzelnen mit seiner Umwelt. Diese Mittlerebene wird bei Grossmann und Scala (1996, S. 16 in ebd., S. 38) als Denkmuster, Normen und Werte, die als Einflussfaktoren und Handlungsgründe für das Gesundheitsverhalten des Einzelnen stehen, bezeichnet. Die Stärke des Setting-Ansatzes zeichnet sich gerade durch die Verbindung von Verhältnis- und Verhaltensprävention aus. Denn er vereinigt nicht aufgrund eines Kompromisses die beiden Aspekte der Verhältnis- und Verhaltensprävention, sondern aus Einsicht, dass sich beide einander bedingen, um eine erfolgreiche Intervention zu schaffen. Somit begründet der Setting-Ansatz seine Berechtigung darauf, dass „(...) Gesundheitsprobleme einer Bevölkerungsgruppe das Resultat einer wechselseitigen Beziehung zwischen ökonomischer, sozialer und institutioneller Umwelt und persönlichem Verhalten sind" (Grossmann/Scala 1996, S. 66 zit. in Engelmann/ Halkow 2008, S. 42). So ist bei „gesundheitsförderlichen Settings" Gesundheitsförderung sowohl in der Organisationsstruktur eingebaut als auch Gegenstand von Veranstaltungen, die auf Verhaltensebene Gesundheit repräsentiert werden.

Die methodischen Schlüsselelemente des Setting-Ansatzes sind nach Kilian et al. (2004) zum einen die Vermittlung von Life Skills (Lebenskompetenzen) zur individuellen Befähigung der Zielgruppe. Zum anderen wird die Partizipation als Voraussetzung angesehen, um aktiv die Gestaltung der eigenen Lebenswelt bzw. Lebensumwelt beeinflussen zu können. Darüber hinaus ist die Entwicklung gesundheitsfördernder Strukturen notwendig zur organisatorischen Festigung einer gesunden Lebenswelt. Diese drei Schlüsselelemente sind, wie die Verhältnis- und Verhaltensprävention, nicht alternativ, sondern als komplementär zu betrachten. Life Skills spiegeln die individuelle Ebene des Setting-Ansatzes wider. Als Ziel der Vermittlung von Life Skills gilt es einerseits die individuelle Lebenssituation bzw. Lebensbedingung zu verstehen und andererseits die daraus resultierenden Herausforderungen anzunehmen und zu bewältigen. Dies soll sowohl durch die Vermittlung von Gesundheitswissen als auch die Entwicklung von Bewältigungsressourcen bewerkstelligt werden (vgl. Engelmann/ Halkow 2008, S. 43). Das Empowerment-Konzept ist mit dieser Konzeption eng verbunden. Denn Empowerment soll auch dazu beitragen, dass Menschen befähigt werden, lebenslang zu lernen. Nach Kilian et al. (2004 in ebd., S. 44) wird von einem gelungenem Empowerment gesprochen, „(...) wenn die individuelle Befähigung durch die Vermittlung von Life Skills und deren Einbindung in den politischen Prozess der Partizipation gelingt". Dadurch zeigt sich, dass Empowerment eine Grundlage für die Entwicklung gesundheitsfördernder Settings darstellt. Vordergründig handelt es sich bei Empowerment nicht um den Ausgleich von Defiziten, sondern um den Aufbau von Ressourcen. Ferner sollen die Zielgruppen befähigt werden, die Möglichkeiten zur Gestaltung ihrer Lebenswelt ausfindig zu machen und diese selbstständig zu nutzen. Folglich steht nicht die Unterstützung durch professionelle Helfer im Vordergrund, sondern die Selbstorganisation der Zielgruppe selbst. In der wissenschaftlichen Diskussion gibt es nach Herriger (1997) vier Zugänge zur Definition von Empowerment. Hinsichtlich des Setting-Ansatzes wird deutlich, dass alle vier Zugänge nicht voneinander getrennt betrachtet werden können, sondern ineinander greifen. So wird einerseits Empowerment über einen politischen Zugang definiert. Fokussiert wird in diesem Kontext eine Ungleichverteilung von politischer Macht. Demnach eignen sich Menschen in einer Position relativer Machtunterlegenheit Macht, Entscheidungsvermögen und auch Verfügungskraft an. Andererseits ist der zweite Zugang auf die Lebenswelt von Menschen gerichtet. Dies bedeutet, dass Empowerment sich auf die Bewältigung des Lebensalltags ausrichtet. Zudem wird in einem dritten Zugang Empowerment als Selbstaneignung von Lebenskräften gesehen. Hierbei wird das Ziel verfolgt, Lebenssouveränität auf den Ebenen Alltagsbeziehungen, politische Teilhabe und Gestaltungskraft zu erzeugen. Damit wird ein weitgehend selbstbestimmt geführtes Leben ermöglicht. Darüber hinaus zielt der vierte Zugang auf die Unterstützung und Förderung von Selbstbestimmung

34

durch andere Gruppen ab (vgl. ebd., S. 45).

Schließlich kann festgehalten werden, dass es strittig ist, „(...) ob Empowerment ein normatives Modell oder ein methodischer Weg ist" (ebd., S. 45). Partizipation wird in diesem Zusammenhang als methodischer Weg beschrieben, Empowerment zu fördern, obwohl Empowerment zugleich eine Grundvoraussetzung für Partizipation und die selbstbestimmte Gestaltung von Lebensräumen darstellt. Anzumerken ist auch, dass, je weniger strukturiert und institutionalisiert ein Setting erscheint, es umso schwieriger sein wird, Partizipation und Empowerment zu fördern. Nach Lehmann et al. (2006) umfasst Partizipation „(...) die Formulierung von Wünschen, Bedürfnissen und Kritik, die Beteiligung an Entscheidungen, die Beteiligung an Regelerstellungen sowie die aktive Einbeziehung aller Beteiligten in die Planung, Umsetzung und Evaluation der Angebote" (S. 294f. zit. in Engelmann/Halkow 2008, S. 46). Dadurch ermöglicht Partizipation, die eigene Umwelt zu reflektieren und zu beeinflussen. Jedoch existieren, parallel zur ungleichen Verteilung von Gesundheitschancen, auch ungleiche Verteilung von Partizipationschancen. Demnach sind das Partizipationsinteresse und dessen vielfältige möglichen Partizipationsformen abhängig vom sozialen Status. Menschen mit einem höheren Sozialstatus haben ein größeres Partizipationsinteresse und verfügen über vielfältigere Partizipationskanäle, da sie Partizipationschancen leichter wahrnehmen. In allen Settings sind diese Partizipationsprobleme vorhanden. Deshalb muss zunächst untersucht werden, welche Partizipationsmöglichkeiten und Probleme im Setting vorhanden sind, um es dann zu einem gesundheitsfördernden Setting zu entwickeln.

Engelmann und Halkow (2008) bieten hierfür zwei alternative Zugangswege. Auf der einen Seite könnte eine settingspezifische „Partizipationsanalyse" erfolgen. Dieser Schritt lässt sich nach den Autoren nicht vermeiden, wenn man die verschiedenen Gruppen eines Settings in einem größeren Kontext in gesundheitsfördernde Maßnahmen einbinden möchte. Auf der anderen Seite „(...) könnten bereits bestehende Strukturen im Setting genutzt werden" (ebd., S. 48). Jedoch ergeben sich nach den Autoren „(...) Probleme, die mit den bundesdeutschen Strukturen kommunaler Selbstverwaltung und kommunaler Beteiligunsmöglichkeiten (Überregelung der Kommunalpolitik, nachrangige Stellung der Kommunen in der Staatsorganisation der Bundesrepublik etc.) verbunden sind" (ebd., S. 48). Das dritte methodische Schlüsselelement, die Strukturentwicklung, repräsentiert die Verhältnisebene des Setting-Ansatzes. Die Strukturentwicklung in formalisierten Settings beruht nach Kilian et al. (2004) auf den Prinzipien der Organisationsentwicklung. Auch hier sind weniger organisierte und strukturierte Settings mittels äußerer Rahmenbedingungen schwieriger zu

entwickeln und zu stabilisieren. „Die Ziele der Strukturentwicklung in wenig formalisierten Settings sind analog den Zielen in Organisationen, die zu einem gesundheitsfördernden Setting umgewandelt werden" (ebd., S. 50). Darunter gehört
nach Barić/Conrad (1999) neben der Schaffung einer gesunden physischen, sozialen und psychischen Settingumwelt auch die Integration der Gesundheitsförderung. Dazu kommen Erziehung und Bildung in die Prozesse des Alltags sowie
die Verknüpfung mit anderen Settings durch Allianzen und Netzwerke. Letzteres, das Zusammenwirken verschiedener Settings zu Gunsten der Gesundheitsförderung, ist in der Setting-Diskussion relativ neu.

Zusammenfassend lässt sich festhalten, dass im Rahmen des Setting-Ansatzes soziale Systeme den Interventionsgegenstand darstellen. Hierbei wird der Fokus nicht auf die gesundheitlichen Probleme der Menschen selbst, sondern auf
die Sozialräume, in denen Menschen interagieren, gelegt. Konstitutiv für den
Setting-Ansatz sind die Verbindung der verhältnis- und verhaltenspräventiven
Aspekte sowie deren Implementierung in den Alltag. Eine weitere Stärke des
Setting-Ansatzes ist die Ausschöpfung aus multidisziplinären Methoden. Jedoch
existiert bis heute kein komplexes, theoriegeleitetes Modell zur Gesundheitsförderung durch Settingentwicklung. Dennoch können methodische Schlüsselelemente die Vermittlung von Life Skills, Empowerment, Partizipation und Strukturentwicklung sein.

2.4 Sex und Gender

Was bedeutet Gender? Zunächst ist der englische Begriff Gender als linguisti-
scher Begriff zur Bezeichnung der grammatischen Klassen „männlich", „weiblich" oder „sächlich" aufzufassen. Im deutschsprachigen Raum ist damit der
„Genus" bzw. das „grammatische Geschlecht" gemeint. Außerhalb dieses Kon-
textes wurde der Begriff erstmals in der Medizin verwendet. „1956 wollte der an
der John Hopkins Unsiversity in Baltimore lehrende Endokrinologe John Money
beweisen, dass nicht das biologische Geschlecht, sondern die Sozialisation verbunden mit der optischen Wahrnehmung der äußeren Geschlechtsorgane für das
Gefühl der Geschlechtszugehörigkeit verantwortlich sind" (Soiland 2004, S. 97).
Seine Bemühungen, Gender als „soziales Geschlecht" zu etablieren, wurden später durch den amerikanischen Psychoanalytiker Robert Stoller unterstützt.

Diese Unterscheidung von Sex als biologisches und Gender als soziales
Geschlecht wurde seit den 1970er Jahren von feministischen Sozialwissen-
schaftlerinnen verteidigt und gefordert (vgl. ebd., S. 98). Dadurch war es ihnen

36

möglich zu zeigen, dass die Geschlechterrollen hauptsächlich Zuschreibungen und lediglich teilweise begründbar durch die Biologie sind. Folgend wurde in der Frauen- und Geschlechterforschung in den 1980er Jahren deutlich zwischen Sex und Gender unterschieden und die Integrität des weiblichen Körpers und die Selbstbestimmung der Reproduktion von den Frauen eingefordert. „Im Zentrum standen hier die Gynäkologie und Geburtshilfe, da sie den reproduktiven Rechten von Frauen wenig aufgeschlossen gegenüber standen. Vor allem der Kampf gegen den § 218 belegt den systemkritischen Charakter der Bewegung" (Kuhlmann/Kolip 2005, S. 33). Diese Bewegung wurde vor allem durch das vorherrschende androzentrische Bild des weiblichen Körpers in der Medizin ausgelöst. „Die Einführung von Gender in die feministische Theoriedebatte in den 1970er Jahren soll als erstes Stadium der Wandlung betrachtet werden. Das Ziel war hier, die soziale Dimension der Geschlechterkategorien hervorzuheben und gegen biologische Interpretationen zu setzen, die Frauen stets als >>Abweichung<< und als defizitär klassifizieren" (ebd., S. 52f). Das bedeutet, dass erst durch die Frauenbewegung in den 1970/80er Jahren, das Eingeschlechtsmodell dekonstruiert wurde. Bis dahin galt der Körper des Mannes in der biomedizinischen Sichtweise als Norm, der auf die Frau übertragen wurde. Die Dringlichkeit einer Differenzierung wurde jedoch durch epidemiologische Studien erbracht. Vor allem im Bereich von koronaren Herzerkrankungen und Lungenkrebs wurden geschlechtsspezifische Körper- und Verhaltensmerkmale klassifiziert, die eine unterschiedliche Ausprägung und Anfälligkeit der Krankheiten begünstigt. „Mit dem Begriff >>Sex<< wird die bio- logische Ausstattung bezeichnet, mit dem Begriff >>Gender<< dagegen die soziale Ausgestaltung der Geschlechterdifferenz" (Blecker 1996, S.16). Die biologischen Unterschiede im Geschlecht scheinen eine „naturwissenschaftliche Tatsache" zu sein.

Feministisch ausgelegte Autoren wie Judith Butler sehen die Differenzierung von „Sex" und „Gender" anders. Sie argumentiert, dass die Differenzierung erfunden wurde, um die Formel „Biologie ist Schicksal" zu beanstanden. Dem Kontext folgend, stellt sie die Binarität der Geschlechtsidentität in Frage. Denn wenn diese losgelöst vom anatomischen Geschlecht, welches biologisch binär erscheint, existiert, dann müssten die Geschlechtsidentität nicht zwangsläufig binäre Ausprägungen aufweisen. Jedoch zeigt sich durch eben diese Annahme der Binarität der Geschlechtsidentitäten, dass diese im Verhältnis zum anatomischen Geschlecht gedacht werden und zugleich mit ihm verbunden ist. „Wenn man den unveränderlichen Charakter des Geschlechts bestreitet, erweist sich dieses Konstrukt namens >>Geschlecht<< vielleicht als ebenso kulturell hervorgebracht wie die Geschlechtsidentität. Ja, möglicherweise ist das Geschlecht (sex) immer schon Geschlechtsidentität (gender) gewesen, so daß sich herausstellt, daß die Unterscheidung zwischen Geschlecht und Geschlechtsidentität letztlich gar keine Unterscheidung ist" (Butler 1991, S. 24). An dieser Stelle verweist Butler darauf, dass das „Geschlecht" keine vordiskursive, anatomische Gegebenheit sein kann, da sich zeigt, dass Sex schon immer Gender war. Dies wird deutlich, wenn man bedenkt, dass der Leib selbst eine konstruierte Zuschreibung ist. „Man kann nämlich den Körpern keine Existenz zusprechen, die der Markierung ihres Geschlechts vorherginge" (ebd. S. 26). Also muss man erst wissen, was „männlich" und „weiblich" ist, um dem Körper als „männlich" oder „weiblich" zu identifizieren. Dadurch ist Geschlecht folglich eine Konstruktion, die verändert werden kann. Zudem bedeutet dies in der Konsequenz, dass es kein Geschlecht gäbe.

In diesem Kontext muss berücksichtigt werden, inwieweit die Butler'sche Dekonstruktion zu interpretieren ist und ihr nachgegangen werden kann. Des Weiteren sollte die Frage gestellt werden, welchen Beitrag eine Dekonstruktion des Geschlechtes im medizinischen Bereich hinsichtlich Prävention, Kuration, Pflege und Rehabilitation leistet. So befinden sich die Sozial- und Geisteswissenschaften gegenüber der Medizin in diesem Kontext in der Weiterentwicklung. Sicherlich sind geschlechtsspezifische Rollen ein Produkt gesellschaftlicher Konstruktion. Und gerade deshalb sollte diese Erkenntnis in der medizinischen Versorgung stärker berücksichtigt werden. Denn ein Unterschied ist trotz einer Dekonstruktionsdebatte da. Auf der sozialen Ebene definiert die Gesellschaft, was als typisch männlich und weiblich gilt, wodurch geschlechtsspezifische Rollen und damit eine entsprechende Erwartungshaltung konstruiert werden.

Mann und Frau werden als zwei polarisierende Dimensionen dargestellt, dies wird als Zweigeschlechtlichkeit bezeichnet (vgl. Siegrist/Möller-Leimkühler 2003, S. 132). Dadurch ergibt sich eine Dichotomisierung in Bezug auf wünschenswerte Persönlichkeitseigenschaften, Verhaltensweisen und Fähigkeiten. So ist das männliche Rollenstereotyp „aggressiv, aktiv, rational, ehrgeizig, zielorientiert, durchsetzungsfähig, unabhängig, selbstsicher, abenteuerlustig (…) und entscheidungsfreudig" (ebd., S.132). Die Frau hat die gegenteiligen Attribute wie „passiv, angepaßt, nachgiebig, vorsichtig, ängstlich, harmonisierend, abhängig, emotional (…)[und] wenig selbstsicher" (ebd., S. 132). Diese Rollenstereotypen gelten gleichermaßen als ein Bewertungsmaßstab (vgl. ebd., S. 132). Werden geschlechtsspezifische Rollenerwartungen verletzt, indem ein Mann sich sehr vorsichtig oder emotional verhält, gilt dieser schnell als unmännlich.

Es ist deutlich, dass das Geschlecht, sowohl Sex als auch Gender einem historischem Wandel unterworfen ist. Zudem lässt sich das Geschlecht als „sozial konstruierte Kategorie", „Strukturkategorie" und „Analysekategorie" begreifen und differenzieren. Geschlecht als „soziale Konstruktion" bedeutet, dass die Vorstellungen, was Frauen und Männer sind und wie sie sein sollen, gesellschaftlich produziert werden. Dieser Prozess wird auch als „doing gender" umschrieben. Somit wird das Geschlecht in der täglichen Interaktion mit anderen hergestellt (vgl. Smykalla 2006, S. 4). Der Prozess des „doing gender" vollzieht sich nicht nur zwischen einzelnen Individuen, sondern auch „(...) durch gesellschaftlich normierende Praktiken, z.b. durch Rechtsetzung oder durch die Institutionen Familie oder Ehe" (Smykalla 2006, S. 4). Zudem untersteht dieser Prozess einem dualen Ordnungsschema der Zweigeschlechtlichkeit. Schon unmittelbar mit der Geburt wird ein Mensch in eine der zwei Geschlechterkategorien eingeteilt (männlich oder weiblich) und mit den zusammenhängenden Geschlechtereigenschaften sozialisiert. Geschlecht kann aber auch als „Analysekategorie" begriffen werden. Damit ist Geschlecht ein analytisches Werkzeug, wodurch gesellschaftliche Verhältnisse untersucht werden können. Durch das Werkzeug „(...) können vermeintlich geschlechtsneutrale Bereiche darauf befragt werden, in welcher Art und Weise Geschlecht konstruiert ist und welche Auswirkungen auf Lebenslagen von Frauen und Männern dies hat" (ebd., S. 6). Schließlich geht das Geschlecht als „Strukturkategorie" davon aus, dass Geschlechterverhältnisse heute ein wesentlicher Bestandteil von gesellschaftlicher Ordnung sind. Das bedeutet, dass Geschlecht kein individuelles Merkmal ist, sondern auch gekennzeichnet ist durch Vorstellungen über Geschlecht in Organisationen und gesellschaftlichen Verhältnissen und Regelsystemen. So wird traditionell „(...) das Geschlechterverhältnis mit einer hierarchischen Vorstellung von der Überlegenheit des Mannes (Patriarchat) und einer männlichen Norm (Androzentrismus) verknüpft" (ebd., S. 6). Das Patriarchat stellt eine soziale Ordnung dar, in welchem der Patriarch entscheidungsbefugt ist. Androzentrismus beschreibt die Adaption einer männlichen Sichtweise. Androzentrismus gehört neben der Geschlechtssensibilität und dem doppelten Bewertungsmaßstab zu den drei Formen von Gender-Bias-Problemen (Verzerrungsproblemen). Die männliche Perspektive kann in diesem Kontext verschiedene Formen annehmen. Zum einen besteht der Androzentrismus aus dem Ausschluss oder der Unterrepräsentation von Frauen und zum anderen darin, „(...) dass eine an Männern orientierte Norm aufgestellt wird, an der Frauen gemessen werden; das impliziert die Akzeptanz und Rechtfertigung männlicher Dominanz und führt oft zur Schuldzuweisung auf Frauen" (Eichler et al. 1999, S. 13). Eine besondere Form des Androzentrismus ist der paradoxe Gynozentrismus. In diesen Fällen werden Männer in „Frauen-Bereichen" ausgeschlossen. Im Speziellen betrifft dies Fragen zur Familie,

Haushalt usw.. So scheint der paradoxe Gynozentrismus das Gegenteil vom Androzentrismus zu sein. Jedoch ist es „(...) sinnvoller, ihn als eine seiner Subformen zu begreifen, da er auf der Annahme getrennter Bereiche aufbaut, in denen Frauen tendenziell auf das >>Private<< und Männer auf alles andere festgelegt werden" (ebd., S. 16). Die Geschlechtsinsensibilität liegt dann vor, wenn Sex und Gender nicht in dem dafür relevanten Kontext wahrgenommen werden. Die doppelten Bewertungsmaßstäbe treten wiederum in zwei Formen auf: Als offensichtliche und versteckte doppelte Bewertungsmaßstäbe. In beiden Fällen werden im Grunde gleichartige „(...) Situationen, Eigenschaften oder Verhaltensweisen für Frauen und Männer jeweils unterschiedlich beurteilt" (ebd., S. 25).

2.4.1 Prävention und Geschlecht

Die Bereitschaft zum präventiven Verhalten ist bei Frauen stärker ausgeprägt als bei Männern, so nehmen Frauen häufiger an Vorsorgeuntersuchungen und Früherkennungsprogrammen teil (vgl. Kolip/Koppelin 2002, S. 493). Dies spricht für eine weibliche Körpersozialisation, ausgehend davon, dass der weibliche Körper zerbrechlich ist und besonders viel Aufmerksamkeit benötigt. So richten sich viele Präventionsmaßnahmen an die „Zielgruppe Frau" und ignorieren oftmals männliche Bedürfnisse (vgl. ebd., S. 493). Die Früherkennungs- und Präventionsprogramme sind defizitorientiert und bedienen somit weibliche Stereotype. Die geringeren Teilnahmequoten der Männer an den genannten Programmen lassen sich ebenfalls auf die männliche Körpersozialisation zurückführen. Dem Mann wird seit seiner Kindheit ein Desinteresse am eigenen Körper beigebracht, mit der Begründung, der männliche Körper sei unempfindlich und unverwundbar (vgl. Kuhlmann & Kolip 2005, S. 110). Trotz alldem liegen kaum Vorschläge vor, wie die Gesundheitsförderung im Setting, den Geschlechtunterschieden betreffend, Gesundheit und Krankheit angemessen Rechnung tragen kann. Hinzu kommt, dass die unterschiedlichen Lebensbedingungen von Frauen und Männern (zum Beispiel im Rahmen der betrieblichen Gesundheitsförderung) berücksichtigt werden müssen (vgl. Altgeld et al. 2006, S. 25). Um eine adäquate Gesundheitsprävention und -versorgung zu gewährleisten, wurden verschiedene theoretische Konstrukte entwickelt. Diese sollen die Aspekte von Sex und Gender miteinander verbinden, um Präventionsprogramme zu verbessern. „Will man also die gesundheitlichen Risiken reduzieren, dann müssen Frauen und Männer auf unterschiedlichen Wegen angesprochen werden" (Kuhlmann/Kolip 2005, S. 55).

Da Frauen und Männer unterschiedlich sozialisiert sind und unterschiedliche Rollenvorstellungen in der Gesellschaft herrschen, muss explizit auf diese Unterschiede eingegangen werden. Dies zeigt sich nicht nur anhand biologischer Unterschiede, sondern auch im geschlechtsspezifischen Verhalten. Dinges argumentiert: „Jungen spielen gefährlicher. Pubertierende männliche Jugendliche verhalten sich risikoreicher als Mädchen (...)" (2010, S.7). Die Affinität zu körperlicher Ertüchtigung bei Männern ist eng mit dem Leistungsmotiv verknüpft. Denn hier kann der Mann seine Männlichkeit durch Aktivität und Funktionalität beweisen (vgl. Kuhlmann/Kolip 2005, S. 103). Das gesündere Ernährungsverhalten der Frauen ist eher Ausdruck eines Schönheitsideals, welches sich durch eine geringere Kalorienaufnahme und den Verzehr von mehr Obst und Gemüse auszeichnet. So zeigt sich, dass Frauen häufiger eine restriktive Diät durchführen (vgl. ebd., S. 103). Der erhöhte Fleischkonsum bei Männern lässt sich dadurch erklären, dass ein möglicher Verzicht mit der Angst einer Verweiblichung einhergeht. Dies könnte auch den geringeren Anteil von Vegetariern unter den Männern erklären (vgl. ebd., S. 103).

Aufgrund dieser Erkenntnisse sollten sowohl biologische Aspekte als auch soziale Aspekte berücksichtigt werden, damit eine effektive Ansprache erfolgen kann. Dies wird politisch durch das Aufgreifen des Gender-Mainstreaming-Konzepts in der Gesundheitspolitik realisiert. Dieses Konzept fordert den Abbau der horizontalen und vertikalen Ungleichheiten zwischen den Geschlechtern. Horizontale Gleichheit bedeutet in diesem Zusammenhang, dass bei gleichen Gesundheitsbedürfnissen von Frauen und Männer auch die gleichen Gesundheitsleistungen erfüllt werden sollten. Schaut man sich beispielsweise die gesundheitliche Versorgung nach einem Herzinfarkt an, so ist vielfach belegt worden, dass man von der Erfüllung dieser Forderung noch weit entfernt ist. Auch in der Prävention und Gesundheitsförderung lässt sich beweisen, dass manche Angebote bei gleichgeschlechtlichem Bedarf überwiegend für ein Geschlecht konzipiert wurden (vgl. Altgeld et al. 2006, S. 25). Vertikale Gleichheit bedeutet wiederum, dass bei unterschiedlichen Gesundheitsbedürfnissen von Frauen und Männern auch unterschiedliche Gesundheitsleistungen erfüllt werden sollten. „So lassen die epidemiologischen Befunde zu den geschlechtsspezifischen Präventionspotenzialen darauf schließen, dass die üblichen Angebote verhaltens- und verhältnisbezogener Präventionsmaßnahmen dem unterschiedlichen Risikoverhalten und den unterschiedlichen Bedürfnissen von Frauen und Männern offensichtlich nicht entsprechen" (Altgeld et. al 2006, S. 25). Die horizontale und vertikale Chancengleichheit lässt sich über zwei Wege realisieren. Einerseits muss der geschlechtsspezifische Bedarf an Präventionsmaßnahmen ermittelt und schließlich geschlechtsspezifische Angebote entwickelt werden. Dies vollzog sich zu Gunsten der Frauen seit den 1970er Jahren im Zuge der Frauengesundheitsbewegung und -forschung. So wurden für Frauen Einrichtungen und Maßnahmen etabliert, welche an den frauenspezifischen Grundbedürfnissen anknüpften. Zuweilen fehlen bislang männerspezifische Angebote, welche die Gesundheitsbedürfnisse von Männern aufgreifen. Andererseits meint Gender Mainstreaming, dass jegliche Maßnahmen überprüft werden müssen, ob die Erreichbarkeit bei beiden Geschlechtern gegeben ist und ob die Maßnahmen „(…) einen Beitrag zum Aufbau gesundheitlicher Chancengleichheit zwischen den Geschlechtern leisten" (ebd., S. 26). 2001 brachte die WHO in ihrem Madrid Statement „Mainstreaming gender equity in health" hervor, „(…) dass Gender Mainstreaming die effektivste Strategie ist, um Frauen und Männern gleiche Zugangschancen zu den gesundheitlichen Ressourcen zu sichern" (ebd., S. 27). Das vorrangige Ziel ist es, Macht und Hierarchiestrukturen abzubauen, um Ungleichheiten zwischen den Geschlechtern entgegenzuwirken.

2.5 Zusammenfassung

In diesem Theorieabschnitt beschäftigten wir uns zunächst mit Canguilhems Werk „Das Pathologische und das Normale", um eine Idee zu gewinnen, was im medizinischen Kontext als normal bzw. anormal angesehen wird. Es stellte sich heraus, dass in der Medizin die Gesundheit als Norm angesehen wird, während die Krankheit eine Abweichung davon ist. Folglich lässt sich daraus schließen, dass die Informationen, die durch die Funktionen des Körpers gewonnen werden, somit nicht als absolute biologische Tatsachen gelten können. Denn sie werden durch die wissenschaftlichen Standards festgelegt. Darüber hinaus kann die Medizin nicht als absolut autonome und rein naturwissenschaftliche Disziplin angesehen werden, da sie stark durch gesellschaftliche und kulturelle Einflüsse geprägt wird. In diesem Kontext bezieht sich Canguilhem auf den Vergleich der Neuerungen in der medizinischen Wissenschaft und der Veränderungen in der Gesellschaft. Dem Autor zufolge, bestand die Tätigkeit des Arztes jahrhundertelang darin, auf das Bitten der Patienten zu reagieren. Heutzutage möchten die Menschen der Krankheit vorsorglich ausweichen.

Daran anknüpfend wurde das biopsychosoziale Modell vorgestellt. So wird das biopsychosoziale Modell als ein ganzheitlicher Theorieansatz angesehen, der sowohl biomedizinische Aspekte als auch psychosoziale Faktoren berücksichtigt. Mit ihm soll die Körper/Seele-Dichotomie in der Medizin überwunden werden. Eine der wichtigsten Erkenntnisse des biopsychosozialen Models ist, dass Gesundheit und Krankheit kein Zustand, sondern ein dynamischer Prozess sind (vgl. Egger 2005, S. 6). „Krankheit und Gesundheit erscheinen hier nicht als ein Zustand, sondern als ein dynamisches Geschehen. So gesehen muss Gesundheit in jeder Sekunde des Lebens geschaffen werden" (ebd., S. 6).

Die Schaffung der Gesundheit ist auch in der Entwicklung gesundheitsfördernder Settings beabsichtigt. Dem folgend wurden die drei Trends, die an der Entwicklung der Gesundheit in der Bevölkerung reicher Industrienationen beteiligt sind, vorgestellt (steigende Lebenserwartung, ungleiche Verteilung der Gesundheitschancen, Dominanz chronischer aber vermeidbarer Krankheiten).

Der Typ-2-Diabetes, eine der chronischen Krankheiten, ist nicht nur eine rein biologische Tatsache, welche ihre absolute Ursache im Körper bzw. im Genom des Menschen hat, sondern ist unter anderem bedingt durch bestimmte Verhaltensmuster von Bewegung, Ernährung, Körperwahrnehmung und Prävention. Allerdings sind diese spezifischen Verhaltensmuster keine individuellen Phänomene, sondern sie weisen soziale Regelmäßigkeiten auf, d.h. Bewegungsmangel, Ernährungsgewohnheiten, eine sensible Körperwahrnehmung und die Einsicht zur Notwendigkeit, sich präventiv um die eigene Gesundheit zu sorgen, sind kollektive Phänomene, welche vertikal und horizontal ungleich verteilt sind.

Um dem Diabetes präventiv entgegenzuwirken, gilt der lebensbereich- und zielgruppenorientierer Setting-Ansatz, als förderlich. Eine Stärke des Setting-Ansatzes ist die multidisziplinäre Methodenanwendung. In diesem Zusammenhang ist es problematisch, dass kaum Vorschläge vorhanden sind, wie die Gesundheitsförderung im Setting den Geschlechtsunterschieden betreffend, Ge sundheit und Krankheit angemessen Rechnung tragen kann. Hinzu kommt, dass die unterschiedlichen Lebensbedingungen von Frauen und Männern (zum Beispiel im Rahmen der betrieblichen Gesundheitsförderung) berücksichtigt werden müssen (vgl. Altgeld et al. 2006, S. 25). Aufgrund dieser Erkenntnisse, sollten sowohl biologisch Aspekte als auch soziale und psychische Aspekte berücksichtigt werden, damit eine effektive Ansprache erfolgen kann. Dies wird politisch durch das Aufgreifen des Gender-Mainstreaming-Konzepts in der Gesundheitspolitik umgesetzt.

3 Methodischer Zugang zum Thema und Feld

Als systematischer Ausgangspunkt zur thematischen Vorbereitung bedienten wir uns vorerst am TAB Bericht (2008). Die Literaturrecherche wurde fortgesetzt, intensiviert und thematisch differenzierter. Aus diesen ersten Schritten resultierte ein 24-seitiges Konzeptpapier, in welchem wir unseren thematischen Schwerpunkt bzw. unser Forschungsinteresse im Rahmen unserer Exploration formulierten. Bei dem vorliegenden Forschungsprojekt sind wir methodisch explorativ bzw. qualitativ vorgegangen. Das explorative Vorgehen lässt sich dahingehend begründen, dass das angestrebte thematische Feld in der vorliegenden Kombination unberührt ist. Gerade die Verbindung bzw. der Zusammenhang zwischen der Individualisierten Medizin und der Gendermedizin wurde bis jetzt noch nicht thematisiert. Um ein möglich breites Spektrum der Thematik zu erfassen, sind leitfadengestützte Experteninterviews ein geeignetes Instrument.

Die Methodik soll im Weiteren theoretisch besprochen und für unser Anliegen begründet werden. Die ausgewählte Thematik benötigt spezielles Wissen, welches nicht dem Alltag entnommen werden kann. In unserem Fall soll Wissen exploriert werden. Wer kommt also als Experte in Frage? „Experten in dem Sinne sind Angehörige einer Funktionselite, die über besonderes Wissen verfügen. Die naheliegenden Interpretationen des Begriffs „Experteninterviews" wäre deshalb die des Interviews mit Angehörigen solcher Eliten, die aufgrund ihrer Position über besondere Informationen verfügen" (Gläser & Laudel 2009, S. 11). Nicht die Person steht im Vordergrund der Erhebung, sondern der Experte, welcher durch die interviewte Person repräsentiert wird.

> Denn der „(...) Experte verfügt über technisches Prozess- und Deutungswissen, das sich auf sein spezifisches professionelles oder berufliches Handlungsfeld bezieht. Insofern besteht das Expertenwissen nicht allein aus systematisiertem, reflexiv zugänglichem Fach- oder Handlungswissen, sondern es weist zu großen Teilen den Charakter von Praxis- oder Handlungswissen auf, in das verschiedene und durchaus disparate Handlungsmaximen und individuellen Entscheidungsregeln, kollektive Orientierungen und soziale Deutungsmuster einfließen. (...) Indem das Wissen des Experten praxiswirksam wird, strukturiert es die Handlungsbedingungen andere Akteure in seinem Aktionsfeld in relevanter Weise mit" (Bogner/Menz 2002, S. 46).

Prinzipiell können durch das Experteninterview mehrere Zielsetzungen unterschieden werden. Wir wählten die Methodik des Experteninterviews, um unser Untersuchungsfeld zu explorieren und um das Feld zu strukturieren (vgl. ebd., S. 37). Das Experteninterview eignet sich als eigenständiges Verfahren mit dem Ziel, das Wissen der unterschiedlichen Institutionen zu vergleichen (vgl. Flick 2009, S. 217). Im Falle unseres Projekts liegt hierbei das Hauptaugenmerk, denn unser Anliegen ist es, einen interdisziplinären Zugang auf die Problematik der „geschlechtsspezifischen Prävention des Typ-2-Diabetes im Kontext der Individualisierten Medizin" zu erlangen. Das Projektanliegen benötigt Spezialwissen auf mehreren Fachgebieten. Es wird Wissen des Fachgebiets der Diabetolgie, der Gendermedizin sowie Expertenwissen auf dem Gebiet der Präventionsforschung und der Individualisierten Medizin benötigt.

Die Projektgrundlage wird durch das erarbeite Konzept, welches die Sex- und Gender-Theorie, das biopsychosoziale Modell, den Setting-Ansatz, die Diskussion von Canguilhem über „das Pathologische und das Normale" in der Medizin und die Epidemiologie des Diabetes sowie den Feldaufenthalt während der Tagung in Greifswald umfasst, gebildet. Diese Theorien und Beobachtungen bilden einen Perspektivenverbund, um das spezifische Thema der Individualisierten Medizin interdisziplinär bzw. soziologisch zu erfassen. Die Individualisierte Medizin ist ein überkomplexes Gebiet. Das Ansetzen von bloß einer Theorie würde zu einem Perspektivenreduktionismus in Bezug auf unser Forschungsinteresse „geschlechtsspezifische Prävention des Typ-2-Diabetes im Kontext der Individualisierten Medizin" führen.

3.1 Feldzugang und Aufenthalt in Greifswald während der Tagung

Der Feldaufenthalt in Greifswald im Rahmen der dreitägigen Tagung „Gender Aspekte in der individualisierten Medizin" diente dem Zweck, die aktuellen Fachdiskussionen zu verfolgen und weitere Eindrücke zu sammeln. Im Vordergrund standen das Thema der Individualisierten Medizin und Gendermedizin, durch unstrukturierte Gespräche und Teilnahme an den Vorträgen zu erfassen. Ein weiteres Ziel war es, im Rahmen der Tagung Kontakt zu potenziellen Interviewpartnern herzustellen. Bevor die Reise nach Greifswald angetreten wurde, erstellten wir zu jedem potenziellen Interviewpartner ein kurzes Profil, aus welchem das Forschungsgebiet abgeleitet werden kann.

Feldeindrücke

Es zeigte sich sehr schnell, dass speziell der Begriff Gender bzw. das ganze Konstrukt Gender in der naturwissenschaftlichen Forschung anders definiert und auch verwendet wird. Unter Gender versteht die Naturwissenschaft das biologische Geschlecht, also Sex. Es wäre somit korrekter, die Gendermedizin „Sexmedizin" zu nennen. Geschlecht wurde im Rahmen der Tagung seitens der Medizin mit Ausnahmen nur aus einer biologischen Perspektive diskutiert, d.h. es wurde auf die physiologischen Unterschiede zwischen Mann und Frau in Bezug auf verschiedene Krankheiten aufmerksam gemacht. In einigen Fällen ist es unklar, ob es überhaupt geschlechtsspezifische Unterschiede gibt. Der oftmals postulierte Zusammenhang, dass Östrogene eine protektive Wirkung gegenüber Krankheiten haben, wurde kontrovers diskutiert. Diese Begriffsproblematik ist bekannt, aber man verzichtet auf den Begriff der „Sexmedizin", da sonst falsche Assoziationen geweckt werden würden. Auf dieser Ebene handelt es sich somit erst einmal um ein semantisches Problem. So entstand auch ein Konflikt nach einem Vortrag. Ein Teilnehmer kritisierte sehr scharf diese Form der Begriffsverwendung. Die Gendermedizin ist eine junge Disziplin und ist ein Forschungszweig, welcher eher durch Frauen vertreten wird. So wird dieser häufig als „Feministen-Kram" bezeichnet. Daher muss sich die Gendermedizin gerade gegenüber männlichen Ärzten/Forschern durchsetzen. Die Gendermedizin wird teilweise als eine Art Mode angesehen. Es wurde häufig das Problem des Gender-Bias innerhalb der Forschung, Diagnostik und Therapie angesprochen. Als Lösungsvorschlag dafür wurde eine intensivere Einbindung der Ethikkommission gefordert.

Die Tagung konnte keinen Gesamtzusammenhang zwischen Gendermedizin und Individualisierter Medizin vermitteln. Hierbei handelte es sich eher um eine Aneinanderreihung verschiedener medizinischer Themen, in denen die Variable Geschlecht (Sex) erhoben wurde. Die Verknüpfung zur Individualisierten Medizin wurde nicht hergestellt. Der Kontakt und Austausch mit den einzelnen Experten verlief sehr gut und war geprägt durch ein freundliches und aufgeschlossenes Klima. Die Experten waren an unserem Projekt interessiert und bewerteten unser Vorhaben, medizinische Themen sozialwissenschaftlich zu untersuchen als sehr zukunftsweisend und positiv.

3.2 Rekrutierung der Experten

Im Rahmen der Tagung rekrutierten wir den Hauptbestandteil unserer Experten. Die Ansprache verlief problemlos. Jede Person, die wir rekrutieren wollten, händigten wir eine kurze Projektbeschreibung mit unserer Kontaktadresse aus. Wir sprachen acht Experten an und versendeten an diese individualisierte Anschreiben, in denen wir unser Anliegen formulierten und beispielhafte Interviewfragen integrierten. Hier hatten wir ein besonderes Augenmerk darauf, dass die für uns relevanten Fragen einen sowohl allgemeinen als auch engen, d.h. fachspezifischen Bezug zum Interviewpartner haben. Es ließen sich im Rahmen der Tagung von acht aktiv angesprochenen Experten vier Experteninterviews realisieren. Durch Empfehlung eines Experten ermöglichte sich ein weiteres Interview. Zusätzlich kam ein Interviewpartner hinzu, der nicht im Rahmen der Tagung rekrutiert wurde. So haben wir insgesamt sechs Experteninterviews durchgeführt. Regional waren diese Interviews überwiegend im norddeutschen Raum angesiedelt, dies lässt sich auf die Tagung in Greifswald und die dadurch entstandenen Kontakte zurückführen. Diese regionale Zentrierung ist im Rahmen von Experteninterviews zu vernachlässigen, da es sich hierbei nicht um eine repräsentative Zufallsauswahl handelt, sondern um qualitative Experteninterviews. Unser Expertenpool besteht aus forschenden Medizinern der Endokrinologie bzw. Diabetologie, Genetik bzw. Individualisierten Medizin, Medizinethik, Gendermedizin, Präventionsforschung und Psychologie. Somit haben wir ein breites Spektrum der Wissenschaft mit den führenden Forschern in Deutschland in unser Forschungsprojekt aufgenommen. Da die Projektkosten seitens der Projektteilnehmer privat getragen wurden, war es wichtig, aus Kostengründen die Interviews in einem Zuge durchzuführen, daher erwies sich die regionale Zentrierung als Vorteil. So konnten diese Interviews innerhalb von drei aufeinanderfolgenden Tagen realisiert werden. Lediglich das letzte Interview musste außerhalb dieses Zeitraums geführt werden, was allerdings kein Problem darstellte, da dieses in der Nähe stattfand.

Zusagen und Absagen

Insgesamt wurden zehn Interviewanfragen per E-Mail versendet, davon konnten sechs Experteninterviews realisiert werden, somit ergibt sich eine Quote von 60 Prozent. In acht von zehn Fällen, haben wir eine Erinnerungsmail zu unserer Interviewanfrage senden müssen. Unmittelbar nach der zweiten E-Mail wurde uns eine Zu- bzw. Absage erteilt. In zwei Fällen kamen begründete Absagen, ansonsten keine Antwort. Die Terminvereinbarung verlief problemlos und kooperativ.

3.3 Interviewleitfaden

Die Konzeption des Experteninterviews beginnt mit der Erstellung des Interviewleitfadens. Der Leitfaden fungiert als Erhebungsinstrument. „Im Unterschied zum standardisierten Fragebogen bildet der Leitfaden lediglich eine Art Gerüst, das heißt, er belässt dem Interviewer weitgehende Entscheidungsfreiheit darüber, welche Fragen wann in welcher Form gestellt wird" (Gläser/Laudel 2009, S. 142). Ausgangspunkt hierfür ist die Untersuchungsfrage: „Typ-2-Diabetes und geschlechtsspezifische Prävention. Individualisierte Medizin als ein geeignetes Präventionsinstrument?". Aus ihr leiten sich die konkreten Fragen für den Interviewleitfaden ab. Die Untersuchungsfrage ist leitend und legt somit eine strategische Überlegung fest, welche die Auswahl der Interviewfragen bestimmt. Somit muss alles erhoben werden, was die Untersuchungsfrage beantwortet (vgl. ebd. S. 63). Das Leitfadeninterview steht vor der Herausforderung, das fachspezifische Erkenntnisinteresse des Forschers deutlich zu machen, demgemäß müssen die Fragen immer in den entsprechenden kulturellen Kontext eingebettet werden. „Diese Operationalisierung beginnt bei der Formulierung von Leitfragen, wird bei der Entwicklung des Leitfadens fortgesetzt und muss im Interview spontan bewältigt werden" (ebd., S. 112). Dieser Anforderung haben wir besonders Rechnung getragen, da uns die Problematik des unterschiedlichen Gebrauchs von Terminologie und Semantik gerade durch den Feldaufenthalt in Greifswald und bei der Literaturrecherche bewusst wurde. Um ein Beispiel zu nennen: Der Begriff Gender hat in der naturwissenschaftlichen Forschung eine andere Bedeutung als in der Sozialwissenschaft. Bei der Erstellung des Interviewleitfadens sind vier Anforderungen nach Gläser und Laudel besonders wichtig:

1. Reichweite: der Interviewleitfaden muss den Gegenstandsbereich möglichst breit erfassen. Es sollen hierbei eine Vielfalt an Perspektiven bzw. Antwortmöglichkeiten realisiert werden.
2. Spezifität: „Nicht die Standardisierung von Antworten, sondern das Herausarbeiten des jeweils besonderen Gehalts von Äußerungen der Befragten ist der Zweck des Interviews" (ebd., S. 116).
3. Tiefe: „Der Befragte soll bei der Darstellung der affektiven, kognitiven und wertebezogenen Bedeutung bestimmter Situationen und bei der Darstellung seiner Involviertheit unterstützt werden" (ebd.).
4. Personaler Kontext: „Der persönliche und soziale Kontext, in dem die Reaktionen der Befragten stehen, muss in ausreichendem Umfang erfasst sein" (ebd.).

Die Anforderung der Reichweite und Spezifität stehen bei unserem Projektanliegen deutlich stärker im Vordergrund als die Tiefe und der personale Kontext. Da die Untersuchungsfrage Wissen aus unterschiedlichen Disziplinen benötigt, musste der Leitfaden an jeden Interviewpartner gesondert adressiert werden. Dies ist wichtig, um dem Aspekt der Spezifität gerecht zu werden. So konzipierten wir für jeden Experten einen modifizierten Leitfaden. Für die Individualisierung des Leitfadens, griffen wir auf einen Basis-Leitfaden zurück. Dieser beinhaltet acht Fragen, welche eine große Reichweite haben. Die Basisfragen haben Berührungspunkte mit sämtlichen adressierten Teilgebieten des Projekts und verlangen demnach vom Experten ein Mindestmaß an Wissen über ein fremdes Fachgebiet. Aus diesen Fragen ging allerdings keine Gefahr der Nichtbeantwortung aus, denn die Experten verfügten im Allgemeinen über einen soliden Fundus an Wissen außerhalb ihrer Disziplin. So war es z.B. wichtig, zu erfahren, was sämtliche Experten der unterschiedlichen Fachdisziplinen unter der Individualisierten Medizin verstehen, auch wenn sie selbst nicht auf diesem Gebiet tätig sind. Die Individualisierung des Leitfadens sollte die Fragen spezifischer an den Experten anpassen, um detaillierter Informationen zu bestimmten Aspekten zu erhalten. Da unsere Untersuchungsfrage viele nominale Variablen erfragt, war es wichtig, diese in sämtlichen Leitfäden mittels einer Frage zu platzieren.

Der Inhalt der Fragen bezieht sich in diesem Projekt im Wesentlichen auf Faktfragen, d.h. es werden Fragen gestellt, welche überprüfbar sind (vgl. ebd., S. 122). In geringem Umfang haben wir auch Meinungsfragen eingesetzt, um Einstellungen bzw. Bewertungen von den Experten zu erhalten. Denn es ist davon auszugehen, dass z.B. die Chancen und Risiken, die in der Individualisierten Medizin vorhanden sind, durch die Experten der verschiedenen Disziplinen unter schiedlich bewertet werden. Allerdings ist hierbei im Rahmen des Experteninterviews Vorsicht geboten, da davon auszugehen ist, dass der Experte sich seine Meinung über die Grundlage seiner Wissenschaftsdisziplin schafft und somit aufgrund seiner Fokussierung ihm fachfremde Aspekte nicht relevant erscheinen oder er diese nicht wahrnimmt. Der Inhalt der Frage kann weiter nach dem Gegenstand der Frage differenziert werden. So kann man zwischen der realitätsbezogenen und der hypothetischen Frage unterscheiden. „Hypothetische Fragen beziehen sich auf einen angenommenen Sachverhalt und verlangen eine Meinung oder Prognose vom Interviewpartner (Haller 2001: 255). Es wird also eine subjektive Stellungnahme abgefordert, die allerdings nicht unbedingt eine Bewertung beinhalten muss" (ebd., S. 124). Die hypothetische Frage wird im Konjunktiv gestellt. Eine beispielhafte Frage aus dem Basis-Leitfaden ist die Folgende:

> „Vom Typ-2-Diabetes weiß man, dass dieser hoch mit Übergewicht, Bewegungsmangel und schlechter Ernährung assoziiert ist. Diese sind Merkmale, welche aus einem spezifischen Lebensstil resultieren. Welche Lösung könnte hier die Individualisierte Medizin anbieten?"

Diese Form der Frage knüpft allerdings nicht an der erfahrenen Realität des Interviewpartners an, sondern dient der freien Spekulation. Trotzdem ist eine solche Frageform im Rahmen des Projekts wertvoll, denn sie gibt Aufschlüsse über mögliche Kausalzusammenhänge (vgl. ebd). Die einzelnen Fragen der Leitfäden haben den Charakter von Erzählanregungen, welche es zulassen, umfassende Antworten zu erhalten. Unter jeder Frage haben wir Stichwörter beigefügt, welche dem Interviewer bei Bedarf dazu dienen, detaillierter nachfragen zu können.

> „Was verstehen Sie unter der Individualisierten Medizin?"

> Arbeitsdefinition eventuell?

> „Welche Aspekte beinhaltet die Individualisierte Medizin?"

> Gibt es eine Gewichtung?
> Rolle des Gender Begriffs?
> Gendermedizin?
> Stratifizierung?

Die Leitfäden beinhalten 8-10 Fragen, so sind pro Interview eine Gesamtdauer von 60 +/-10 min angesetzt.

3.4 Interviewablauf

Das Interview beginnt mit der Intervieweröffnung. Hier stellten wir das Projekt und das damit verbundene Forschungsinteresse vor.

„Das Lehrforschungsprojekt soll die Chancen und Risiken der Individualisierten Medizin in Bezug auf geschlechtssensible Typ-2-Diabetes Prävention explorieren. Einen besonderen Augenmerk legen wir hierbei auf ein umfassendes Verständnis von Individualisierter Medizin und möchten überprüfen, inwieweit durch die Individualisierte Medizin ein geschlechtsspezifisches und somit bedarfsgerechtes Präventionsprogramm konzipiert werden kann, welches biologische, genetische, psychische und soziale Faktoren berücksichtigt. Gerade soziale Faktoren sind eine entscheidende Determinante von Krankheit und Gesundheit. Somit gilt es das Geschlecht aus einer biologischen Perspektive (Sex) und aus einer sozialen Perspektive zu betrachten (Gender)."

Nach der Vorstellung des Projekts folgte die Einverständniserklärung, das Gespräch mitschneiden zu dürfen und es wurde erfragt, ob der Interviewpartner eine Anonymisierung wünscht. In unserem Fall wünschten sich zwei Interviewpartner eine Anonymisierung. Wir haben uns für eine Tonbandaufzeichnung entschlossen, um sämtliche Inhalte wortgenau transkribieren zu können. Jedes Handprotokoll reduziert den Umfang und Präzision von Informationen. Zwangsläufig würde in der Rekonstruktion der Informationen ein zusätzlicher, zu früher und unnötiger Interpretationsvorgang ausgelöst werden. Zum Aufzeichnen verwendeten wir ein iPhone, welches eine sehr gute Aufnahmequalität hat und ein sehr alltagsnahes Gerät ist. Damit kann die postulierte unnatürliche Gesprächssituation durch ein Aufnahmegerät (vgl. ebd., S. 157) ausgeschlossen oder zumindestens entschärft werden. Häufig ist das Bedenken über den Mitschnitt unbegründet, denn das Aufnahmegerät wird schnell von den Interviewpartner vergessen, gerade wenn es klein ist (vgl. ebd., S. 158).

Beim Führen der Interviews waren wir zu dritt, zusätzlich zum Interviewpartner. Allerdings hatte jeder von uns in wechselnder Form eine spezielle Funktion. Aus methodischer Sicht ist dieses Vorgehen als kritisch zu sehen. Denn durch die Anwesenheit einer dritten, bzw. vierten Person verändert sich die Interviewsituation. Es wird angenommen, dass in einem Gespräch unter zwei Personen mehr vertrauliche Informationen transportiert werden (vgl. ebd., S. 155). Dieses Projekt hat über das Forschungsinteresse hinaus aber auch einen Lehrcharakter. Bei einem Umfang von sechs Experteninterviews ist es notwendig, alle Projektteilnehmer bei sämtlichen Interviews zu integrieren, um möglichst viel praktische Erfahrung sammeln zu können. Es ergaben sich für jeden Projektteilnehmer folgende Interviewkonstellationen: a. Führen von zwei Interviews, b. unterstützender Interviewer und c. Protokollant.

a. Der Interviewer trägt die Verantwortung und führt das Interview zum größten Teil. Er stellt alle Anwesenden vor, erklärt das Projekt und erfragt den Mitschnitt und den Wunsch auf Anonymisierung. Der Interviewer positioniert sich nicht frontal, sondern über Eck, da dies eine angenehmere Gesprächsführung ermöglicht und keine „Verhörposition" ist. Es führt derjenige Projektteilnehmer das Interview, welcher in einer Fachdisziplin am kometentesten ist.

b. Der unterstützende Interviewer hat die Aufgabe, das Interview wieder aufzufangen und neue Erzählanreize gemäß des Leitfadens zu liefern, sofern das Interview ins Stocken gerät. Sollte der Interviewführer einen wichtigen Aspekt vergessen, darf dieser auch vom unterstützenden Interviewer erfragt werden.

c. Dem Protokollant wird die Aufgabe zugeteilt, das Interview stichwortartig mitzuschreiben. Es steht nicht das Protokoll zum anschließenden Transkribieren im Vordergrund, sondern die Stichpunkte dienen der unmittelbaren Rekapitulation nach dem Interview, um ggf. Nachfragen stellen zu können.

Da die Projektteilnehmer wenig Erfahrung beim Führen von Experteninterviews haben, hat diese Konstellation eine sehr entlastende Funktion. Jeder kann sich explizit auf eine Aufgabe im Rahmen des Interviews konzentrieren (vgl. ebd., 154f.). Von der Entlastungsfunktion abgesehen, steigt die Wahrscheinlichkeit, dass Informationen umfangreicher und detaillierter erhoben werden, da zwei weitere Personen mehr oder weniger still in den Erhebungsprozess eingebunden sind. Bei mindestens zwei involvierten Interviewern ergibt sich eine Art der Triangulation (vgl. ebd., S. 155). Die Annahme, dass drei Interviewer einen gewissen Grad der Bedrohung auf den Interviewpartner ausüben, ist in diesem Projektkontext zu verwerfen, denn sowohl Interviewer als auch Interviewpartner kommen aus dem universitären Kontext und stehen auf einer unterschiedlichen hierarchischen Stufe. Die Interviewer sind Studenten und die interviewten Experten sind meistens Universitätsprofessoren.

3.5 Intervieweindrücke

Aus vereinzelten Gründen der Anonymität wird in diesem Abschnitt lediglich ein genereller Gesamteindruck der Experteninterviews wiedergegeben. Sämtliche Interviews waren sehr angenehm, es gab keine negativen Ausnahmen. In manchen Fällen mussten wir bis zu 15min warten, was allerdings nicht zu Zeitdruck im Interview führte. Zwei Interviews wurden durch häufiges Telefonklingeln und Telefonannahme unterbrochen, die Interviewpartner baten um Rückruf. Die Interviews konnten immer wieder nahtlos weitergeführt werden. Die Interviewpartner entschuldigten sich für die kurzen Unterbrechungen. In zwei Fällen wurde großzügig Kaffee und Kuchen serviert, auffällig an diesen Interviews war, dass die Atmosphäre besonders gemütlich und harmonisch war, aber andererseits häufiges Einlenken seitens des Interviewers notwendig war, um wieder die Aufmerksamkeit und Konzentration auf die Fragen und Antworten zu lenken. Alle Interviewpartner signalisierten Interesse am Thema und an unserem Projekt. Die Bandbreite des Interesses variierte zwischen den einzelnen Interviewpartnern und auch im Verlauf des Interviews. In einem Interview konnten wir zu Beginn ein vorsichtiges Abtasten unseres Wissensstandes und Themas registrieren. Dieses Verhalten löste sich zunehmend im Verlauf des Interviews auf, denn der Interviewer konnte dem Interviewpartner neben einer kompetenten Gesprächsführung auch fundierte Kenntnisse über das betreffende Fachgebiet vermitteln. So konnte das Interview umfassende und detaillierte Informationen liefern.

3.6 Transkription

Sämtliche Interviewaufzeichnungen wurden nun im nächsten Schritt in Textform umgewandelt. Hierbei handelt es sich um einen der zeitaufwendigsten Arbeitsschritte im Projekt. Es existiert keine allgemeingültige Transkriptionsregel (vgl. ebd., S. 193). So formulierten wir unser System, welche wir konsistent anwendeten. Im Rahmen unseres Projektes ist es weniger wichtig, wie etwas gesagt wird, sondern was gesagt wird.

1. Die Interviewer werden mit I1, I2 und I3 markiert. B ist der Interviewpartner. Wechselt der Sprecher, wird ein Absatz eingefügt. Wenn es sich um kurze sprachliche Einwürfe des nicht sprechenden Gesprächspartners handelt, wird das Gesprochene in Klammern in den Text des Sprechers einge-

fügt. Z.B. B: „So kann man das Ganze dem Leser deutlich machen (I1: Ja, das verstehe ich), damit es nicht zu Missverständnissen kommt".

2. Die Satzform wird trotz syntaktischer Fehler beibehalten. Auch Redewendungen und grammatische Eigenheiten werden beibehalten. Wenn beispielhafte Passagen in den Endbericht aufgenommen werden, korrigieren wir diese.
3. Nach 15 min. Transkript wird dies mit (15:00) vermerkt. Jede weitere Viertelstunde folgt eine neue Markierung (30:00) usw.
4. Ausschließliche Verwendung der Standardorthographie und Verzicht auf literarische Umschrift.
5. Nichtverbale Aspekte wie Stottern, Husten, Lachen und Räuspern werden nur dann transkribiert, wenn es für die transportierte Information unabdingbar ist. z.B. ((lacht auf)); ((zögernd)); ((husten)). Wird ein Wort betont ausgesprochen, haben wir es folgendermaßen transkribiert: *Betont*. Wird ein Wort laut gesprochen, wird es LAUT geschrieben.
6. Unterbrechungen werden vermerkt.
7. Unverständliche Passagen werden markiert. D.h. wenn ein Wort fehlt oder es unverständlich ist, wird dies mit // gekennzeichnet. Wenn ein vermutetes Wort eingesetzt wird, wird es mit (?Wort?) gekennzeichnet.

3.7 Qualitative Inhaltsanalyse in Anlehnung an Mayring

Als Instrument der Auswertung verwenden wir die qualitative Inhaltsanalyse nach Mayring. Der Kern dieses Verfahrens wird durch das induktive und deduktive Kategoriensystem gebildet. Hierbei handelt es sich um ein systematisches regelgeleitetes Verfahren der Textanalyse. Die Analysebasis kann jede Form der fixierten Kommunikation sein (vgl. Mayring 2000, S. 2). Es werden der manifeste und der latente Inhalt durch Interpretation erschlossen, darüber hinaus ist es möglich, auch die formalen Aspekte des Transkripts zu analysieren, das Textmaterial kann unter den Gesichtspunkten eines Kommunikationsmodell analysiert werden. Dabei werden folgende Fragen an den Text gestellt: „Wer sagt was zu wem und mit welcher Wirkung." Die zwei letzten Aspekte der Analyse treten bei uns in den Hintergrund. Mayring unterscheidet drei verschiedene Arbeitstechniken bei der qualitativen Inhaltsanalyse.

1. Zusammenfassung: Hierbei wird der Textumfang reduziert, so werden bedeutungslose und bedeutungsgleiche Passagen gestrichen (vgl. Flick 2009, S.410).
2. Explikation: Hier werden uneindeutige Passagen aufgeklärt. Die enge Kontextanalyse versucht die unklare Textstelle unter Zuhilfenahme weiterer Textpassagen zu klären. Die weite Kontextanalyse verwendet Informationen, welche extern zur Verfügung stehen.
3. Strukturierung: Diese zielt darauf ab, Strukturmerkmale des Textes mit dem Filter eines Kategoriensystems zu identifizieren. Unter Strukturmerkmalen sind „(…) formale Aspekte (Stil, Satzbau etc.), inhaltliche Merkmale (Untersuchung bestimmter Themen), die Konstruktion von Typen oder sogar auf die Skalierung, d.h. die Einschätzung des Materials auf einer Skala mit mehreren Ausprägungen, richten" (Diekmann 2008, S. 609) zu verstehen.

Alle drei Techniken können einzeln oder auch im Verbund angewendet werden. Die Verwendung der Technik richtet sich nach dem Forschungsinteresse. Wir wählten für unsere Analyse die Strukturierung. Ziel ist es, den Textumfang auf Kategorien zu reduzieren und Inhalte klar herausarbeiten zu können. Das Kategoriensystem besteht aus den deduktiven und induktiven Kategorien.

a. Deduktive Kategorien: Hier werden Textpassagen des vorliegende Transkripts bereits vorliegenden Kategorien regelgeleitet zugeordnet. Regelgeleitet bedeutet, dass für jede vorab festgelegte Kategorie eine Kodierregel definiert wird. Z.B. die deduktiven Kategorie Geschlechter(de)konstruktion bzw. die Unterkategorie von Sex und Gender weist folgende Kodierregel auf: Aussagen, welche Informationen über den Funktionsaufbau von Geschlecht in der Medizin und Sozialwissenschaft liefert. Ziel bei der deduktiven Kategorienanwendung ist es, theoretisch definierte und geklärte Begriffe an den produzierten Text heranzutragen.
b. Induktive Kategorien: Hier geht es explizit um die Kategorienbildung. So werden aus dem Text heraus neue Kategorien generiert. Die gebildeten Kategorien können fortan an das Textmaterial herangetragen und ggf. überarbeitet werden. Die Induktion steht immer in Abhängigkeit der Fragestellung. Bei unserer Auswertung bildeten sich fünf zentrale induktive Kategorien heraus. Diese haben sich aus dem Transkriptmaterial heraus entwickelt und es konnte eine weitere Zuordnung von Textstellen realisiert werden. Zentrale Kategorien sind 1. Bildung, 2. Interdisziplinarität, 3. Kommunika-

tion auf der Ebene a) Arzt-Patient-Beziehung, b) Medien, c) Institutionalisierung von Kommunikation. 4. Diabetes und Depression, 5. Finanzielle Anreize.

Die Kategorisierung nach induktiven und deduktiven Kategorien gestalten wir mit einem Excel-Dokument. Hier wurden sämtliche deduktive Kategorien in Zeilen und die entsprechenden Textstellen in die Spalten eingefügt. Gleiches Verfahren wendeten wir für die induktiven Kategorien an.

4 Ergebnisse

4.1 Individualisierte Medizin

Die Individualisierte Medizin gilt als eine der vielversprechenden Innovationen innerhalb der Medizin und verspricht für den Patienten einen hohen Nutzen. In diesem Themenblock gilt es zu klären, was die Individualisierte Medizin ist, wie sie Erkenntnis generiert und welche Implikationen mit ihr verbunden sind. Hierfür waren die Literaturrecherche und die gewonnen Daten aus den Interviews die zentralen Quellen. Die Individualisierte Medizin ist noch ein sehr junges Konzept und unterliegt noch keiner eindeutigen Definition. Allerdings hat der TAB-Bericht von 2008 eine erste umfassendere Definition und Typologie entworfen. Die Individualisierte Medizin zielt auf eine bedarfsgerechte Patientenversorgung ab. „Seit einigen Jahren werden wissenschaftlich-technologische Entwicklungen vorangetrieben, die zu einer >>Individualisierung<<, d.h. einer besseren Maßschneiderung von Gesundheitsleistungen auf die spezifischen Gegebenheiten beim einzelnen Patienten beitragen könnten" (TAB 2008, S. 35).

Da die Individualisierte Medizin meist auf die Pharmakogenetik (d.h. auf die Genetik des Patienten abgestimmte Medikamentenvergabe) reduziert wird, hat der TAB-Bericht aus dem Jahr 2008 drei Treiber definiert, die das Arbeitsfeld der Individualisierten Medizin beschreiben. Unter Individualisierter Medizin wird eine mögliche zukünftige Gesundheitsversorgung verstanden, die sich aus dem synergetischen Zusammenwirken der drei Treiber „Medizinischer und gesellschaftlicher Bedarf", „Wissenschaftlich-technische Entwicklungen in den Lebenswissenschaften" und „Patientenorientierung" zusammensetzt (vgl. ebd., S.7). Der Treiber „Medizinischer und gesellschaftlicher Bedarf" bezieht die Betrachtung von sozialen und psychischen Faktoren mit ein. Die Krankheit wird nicht nur auf biologische Parameter bezogen, sondern in einem Gesamtzusammenhang gesehen, wie es das biopsychosoziale Modell vorsieht. „Zu den Faktoren, die die Entstehung und den Verlauf von Krankheiten beeinflussen, zählen verschiedene Umweltfaktoren- und Einflüsse, Lebensführung und Lebensstil, Ernährung, genetische Faktoren und Unterschiede in der Genexpression und- regulation, psychische Faktoren sowie der Sozialstatus mit dem damit verbundenen sozialen Umfeld und den sozial geprägten Kompetenzen. Auch Alter, Geschlecht und Rasse sind relevant" (ebd., S. 39). Diese Faktoren repräsentieren im Grunde genommen, die geforderten geschlechtsdifferentiellen Bedingungen im Hinblick auf die Biogenetik und die psychischen/sozialen Faktoren. Ähnlich wie die Individualisierte Medizin, postuliert das biopsychosoziale Modell: „Neben biologischen Risikofaktoren sind andere ebenfalls geschlechtsspezifisch verteilte und erworbene Faktoren zu berücksichtigen. Dazu gehören beispielsweise die Folgen riskanter oder übermäßiger Sportaktivitäten, Mangel an Bewegung, einseitige Ernährung, Rauchen, Alkoholkonsum und aggressive Verhaltensstile" (Hurrelmann 2002, S. 92). Der Lebensstil findet eine explizite Berücksichtigung in der Genese von Erkrankungen.

Aufgrund der Neuartigkeit und Vielfältigkeit dieses Konzeptes und des Interpretationsspielraums, fällt die Frage, was nun die Individualisierte Medizin ist, sowie die Bewertungen hinsichtlich der Chancen und Risiken im interdisziplinären Vergleich sehr unterschiedlich aus. Ein gemeinsam geteilter Begriff sind die Biomarker, welche jeder der Befragten mit der Individualisierten Medizin assoziiert. Somit handelt es sich grundsätzlich um ein molekularbiologisches Verständnis. Biomarker sind biologische Merkmale, z.B. ein Gen oder eine Zelle. Prinzipiell sind es Produkte von einem Organismus, welche einen Rückschluss auf pathologische Zustände zulassen. Biomarker haben unter anderem auch das Ziel, Krankheitsrisiken von Personen bzw. Subgruppen vorherzusagen. Die Individualisierte Medizin wird seitens eines Mediziners im wörtlichen Sinne verstanden und als der Idealtypus von medizinischer Diagnostik und Therapie definiert.

„Eigentlich ist die Individualisierte Medizin ein urärztliches Anliegen, sie wollen dem Patienten helfen, wenn Sie dem Patienten helfen wollen, müssen Sie auf seine individuellen Bedürfnisse und Probleme eingehen, d.h. Sie werden nicht immer das gleiche Problem bei jedem Patienten mit der gleichen Methodik identifizieren können bzw. auch behandeln können. Die evidenzbasierte Medizin der letzten Jahre hat etwas dazu geführt, dass wir, wenn Sie sich große randomisierte, kontrollierte Studien anschauen, die Leute eigentlich sehr, sehr uniform betrachten(…). Aber eigentlich, wenn Sie zurückgehen, von dieser sehr uniformen Studienbeschreibung, in ihre tägliche Praxis, haben sie eigentlich ein ganz anderes Bild. Sie haben da noch Begleiterkrankungen, jeder hat seine eigene individuelle genetische Ausstattung, hat seine Bedürfnisse, seine Ziele, die er mit einer Therapie verbindet und das sollte man versuchen besser zu adressieren. Das ist im Prinzip genau das, was die Individualisierte Medizin ausmacht. Sie versuchen die individuellen Besonderheiten einer Erkrankung zu identifizieren und dann für diese individuellen Probleme Strategien zu entwickeln, die auch für den Patienten langfristig anwendbar sind und vielversprechend, erfolgreich sind" (4MD).

Fraglich bleibt, was niedergelassene Ärztinnen oder Ärzte außerhalb des universitären Kontexts unter der Individualisierten Medizin verstehen und welchen Nutzen sie sich hiervon versprechen. So wird auch von einem Hype der Individualisierten Medizin gesprochen, welcher zukünftig den diagnostischen Leistungskatalog ausdehnen wird und sich ebenso als ein Instrument der Akquise von Forschungsgeldern etablieren wird.

4.1.1 Aktueller Forschungsstand

Die Individualisierte Medizin befindet sich im Status der Ursachenforschung und ist klinisch noch nicht relevant. Der tatsächliche Nutzen bleibt somit abzuwarten.

„Also es gibt nach wie vor eine sehr intensive Forschung im Bereich der Genetik und das ist so, dass man da auch einen großen Erkenntnisfortschritt hat, dieser sich aber nicht unmittelbar in veränderte Therapiestrategien niederschlägt, sondern, dass das im Prinzip, sagen wir mal Ursachenforschung ist. Man versucht die Pathophysiologie oder die Biologie der Erkrankung besser zu verstehen und es gibt eben für eine ganze Reihe von Erkrankungen, jetzt z.b. auch den Diabetes oder Herzinfarkt eine Reihe von genetischen Varianten, die mit diesem Krankheitsbild, sag ich mal statistisch assoziiert sind, also wo es einen Zusammenhang gibt" (5MD).

Die Idee, Krankheiten mit bestimmten Genen zu assoziieren, ist sinnvoll, denn das Genom des Menschen ist statisch. D.h. es lässt sich ein gewisser Anteil der Varianz durch einen mehr oder weniger fixen Faktor erklären. Die Genetik kann im Falle der multifaktoriell gelagerten Erkrankung Typ-2-Diabetes einen Anteil von ca. 10 Prozent erklären. Seit den frühen 1990er Jahren, entschlüsselte ein internationales Forscherteam das menschliche Genom in seiner Gesamtheit. Eines der Hauptziele war es, die genetische Ursachen von Krebserkrankungen zu identifizieren. Es stellte sich heraus, dass die Genetik nicht die alleinige Determinante bei multifaktoriellen Erkrankungen ist.

„Also, wenn ich genotypisiere und selbst wenn ich Risiken vorhersagen könnte, nochmal, ich kann es noch nicht und wenn ich es könnte, bedeutet es noch nicht, dass ich eine besonders geartete Intervention durchführen könnte und dass diese dann wirkt. Also im Moment sind wir im Stadium der Ursachenermittlung, wenn man das so sagt. Wir wollen die Pathophysiologie der Erkrankung besser verstehen,

61

wir wollen neue therapeutische Targets, Zielstrukturen, neue Signalwege. Früher waren wir bei den Analysen oftmals auf Signalwege angewiesen, das nannte man Kandiatengenanalysen, wo wir wussten, das Genprodukt spielt eine Rolle, also hat man genetische Varianten untersucht. Diese genomweiten Ansätze sind hypothesenfrei. Man schaut sich das ganze Genom an und da erkennt man eben neue Gene, die in ganz neuen Signalwegen liegen und man versucht eben dadurch auch neue Signalwege, die für Erkrankungen relevant sind, zu entdecken. D.h. wir sind in einem Stadium, wo es darum geht, die Pathophysiologie der Erkrankung besser zu verstehen. Und da sind wir jetzt, und wenn man irgendwann die gesamtgenetische Variabilität aufgeklärt hat und nicht nur 10 oder 5 Prozent oder wie auch immer die Größenordnung ist, dann ist es vielleicht auch möglich, genauere Vorhersagen zu treffen, aber da sind wir noch nicht" (5MD).

Die Individualisierte Medizin befindet sich momentan noch in der Ursachenforschung. Im Fokus steht die Pathophysiologie von Krankheiten, auf molekularer Ebene zu verstehen. Es ist allerdings noch nicht möglich, eine genaue Prädiktion von Erkrankungen zu realisieren.

„Und die Hoffnung ist, dass man eben so metabolische Marker findet, die dem klinischen Krankheitsbild noch vorgeschaltet sind. Aber die sozusagen näher am klinischen Krankheitsbild sind als die Gene, weil man da einen stärkeren Zusammenhang erwartet. Wenn man einzelne genetische Variante anschaut, ist eben die Stärke des Zusammenhangs bei diesen komplexen Erkrankungen oftmals zu gering, als dass man da Vorhersagen treffen könnte" (5MD).

Nicht einzelne Gene, sondern sogenannten Biomarker rücken zukünftig weiter in den Vordergrund, um Krankheitsbilder bereits vor ihrem Eintritt zu identifizieren. Somit könnten sie einen Nutzen in der Sekundärprävention haben, um das individuelle Risiko bzw. das Risiko eines Patientenkollektivs zu bestimmen. Durch die Individualisierte Medizin eröffnet sich die Chance für bestimmte Patientengruppen, passende Medikamente zu finden und zu entwickeln. Der Wirkstoff könnte effektiver in der Behandlung von Erkrankungen zum Einsatz kommen, Nebenwirkungen reduziert oder sogar verhindert werden. Dies führt zu einer erhöhten Behandlungsökonomie und gesteigertem individuelle Nutzen für den Patienten. Seitens einer Wissenschaftstheoretikerin wird eine klare Pragmatik der Individualisierten Medizin vermisst. Sie kritisiert, dass es sich lediglich um eine Akkumulation von Biodaten handeln würde.

Die Individualisierte Medizin hat den Anspruch, biologische, psychologische und soziale Faktoren zu berücksichtigen. Allerdings zeigt unsere Untersuchung, dass der Fokus deutlich stärker auf die biologischen bzw. genetischen Faktoren gerichtet ist. Als zentrales Forschungsgebiet der Individualisierten Medizin ist die sogenannte Risikostratifizierung bzw. Subgruppenbildung zu nennen.

„(...) was viel häufiger gemacht wird und wir eigentlich anstreben, ist eine feinere Stratifizierung, eine feinere Bildung von Untergruppen. D.h., dass man eben in Ergänzung zu den klassischen klinischen Kriterien entweder bildgebende Verfahren oder genetische Faktoren oder psychosoziale Faktoren und einfach eine feinere Untergruppenbildung möglich macht, die sich in irgendeiner Form klinisch unterscheidet. Also was man anstrebt, ist, dass man klinisch relevante Untergruppen identifiziert. Und das Häufigste, was darunter verstanden wird, sind im allgemeinen Kontext Biomarker oder eben insbesondere genetische Marker, die zur Gruppenbildung herangezogen werden" (5MD).

„Sie haben von einer Konfektionsgröße gesprochen und so eine Analogie zu Anzügen. Also Variante eins, alle kriegen den gleichen Anzug, Variante zwei, man mache eben solche Konfektionsgrößen und das ist eben mit dieser Subgruppenbildung gemeint. Und Ansatz drei ist eben dieser Maßanzug und das wird in der Regel nicht gemeint. Ausnahme sind die therapeutischen Unikate" (5MD).

In diesem Zusammenhang wird deutlich, dass die Begriffe der Individualisierten Medizin oder Personalisierten Medizin irreführend sind. Es wird suggeriert, dass für den einzelnen Patienten eine individuelle Therapiemöglichkeit konzipiert wird, die sowohl seine biologisch, psychische und soziale Situation berücksichtigt. Der Begriff der Individualisierten Medizin findet daher im Arbeitsalltag der forschenden Wissenschaftler keine Verwendung. Es wird hier explizit von einer Risikostratifizierung gesprochen. Allerdings ist der Begriff der Individualisierten Medizin medial geläufig und fällt weiterhin in der Öffentlichkeitsarbeit.

„Aber wenn man z.B. in der Presse den Begriff Stratifizierung verwendet, also ich mache das nicht andauernd, aber ich hab das auch schon gegenüber der Presse. Die mögen den Begriff nicht. Die sagen, der hört sich nicht schön an, das ist sperrig oder so. Also selbst wenn man versucht als Wissenschaftler zu sagen, es geht mir um Subgruppenbildung, um Stratifizierung. Also dieser Begriff Personalisierte oder Individualisierte Medizin, der ist irgendwie gängiger, aber irreführend (...)" (5MD).

Die Gesundheitswissenschaften betrachten die Individualisierte Medizin aufgrund des starken Fokus auf biologische bzw. genetische Faktoren sehr kritisch.

Diese Perspektive vernachlässigt die psychologischen und sozialen Komponenten, die am Behandlungserfolg des Typ-2-Diabetes weitere wichtige Variablen sind.

„Aber Individualisierte Medizin arbeitet, zumindest in dem, wo sie jetzt hinguckt, in erster Linie an chemischen und biologischen Parametern. Und das finde ich bisschen verkürzt, weil Individuen nicht nur aus Biologie bestehen sollen, sondern auch aus anderen Sachen. Also wenn das nicht so blind auf diesem Auge wäre, fände ich das sogar eine richtig gute Geschichte. Aber so wie es jetzt ist, halte ich es im Wesentlichen für eine neue Form von Leistungsausweitung und (...) ja Pharmaforschungen" (2P).

Allerdings befinden sich die psychologischen und sozialen Aspekte nicht im Zentrum der Aufmerksamkeit von Medizin und dessen Handlungsverständnis. Das medizinische Verständnis ist naturwissenschaftlich geprägt. Daher sind die Objekte der Diagnose und Behandlung Organe, Zellen, Biomarker etc. Der Arzt kann aber nicht die sozialen Faktoren manipulieren. So ist die Forderung der fachfremden Disziplinen, soziale Faktoren zu berücksichtigen, prinzipiell richtig, nur fraglich bleibt, wie dies geschehen soll. Die psychologischen Faktoren sind für den Mediziner im Patientengespräch schon eher greifbar. Soziale und psychologische Faktoren sind für Epidemiologie und Sozialmedizin im Bereich der Statistik relevanter, um korrelative Aussagen zu treffen. Für den Mediziner und sein Wissen über den menschlichen Körper, ändert sich durch interindividuelle Unterschiede der Psyche und des Sozialstatus` eines Patienten nicht die Pathologie des Typ-2-Diabetes. Die psychologischen und sozialen Faktoren kommen in der Kommunikation mit dem Patienten stärker zum Tragen, denn ein niedriger sozialer Status des Patienten geht auch mit einer geringeren Compliance einher. Auch ist der elaborierte Sprachcode der Ärzte für die untere soziale Schicht häufig unverständlich. Diffizilere Diagnoseverfahren und Ergebnisse sowie komplexere Therapieanwendung würden den genannten Effekt verstärken. Somit muss im Rahmen der Individualisierten Medizin die Kommunikation effektiver und zielgruppenspezifischer gestaltet werden. Diese Zielvorgabe benötigt ein größeres Zeitfenster für die Kommunikation, welche unter den restriktiven und stark ökonomisierten Bedingungen im Arbeitsalltag der Mediziner eine sehr knappe Ressource ist.

Im Idealfall kann die Individualisierte Medizin am Patienten therapeutisch vorgehen, ohne dabei äußere Strukturen zu ändern oder auf die Psyche der Patienten einzugehen. So ist der Schwerpunkt der Individualisierten Medizin stark auf molekularbiologische Faktoren gestützt. Diese starke einseitige Ausrichtung der Forschung liegt auch in dem finanziellen Anreizsystem begründet.

„Also momentan gibt es für jede Art von Blutanalyse oder Zellproben Geld, aber man kriegt kein Geld für die Entwicklung guter Tests, beispielsweise im Bereich für lange Gespräche, anamnestische Interviews, die unter inhaltsanalytischen Geschichten ausgewertet werden. Dafür kriegt man kein Geld. Das ist Pille-Palle" (2P).

4.1.2 Implikationen der Individualisierten Medizin

Die Individualisierte Medizin wird durch die Medien als eines der neuen, hoffnungsvollsten Forschungskonzepte in der Medizin dargestellt. Durch die Gensequenzierung sollen Krankheiten noch vor der Manifestation erkannt werden. Prädiktive Gentests können hierbei Aussagen über die Risiken einer Erkrankung treffen. Doch können Menschen mit diesen Aussagen tatsächlich umgehen und führen sie dazu, dass eine Lebensstilintervention eintritt? Es wird stark mit dem Prinzip Hoffnung gespielt, dass Krankheiten vorzeitig erkennbar und somit heilbar sind. Von einem Experten werden diese Ansätze als kritisch betrachtet:

„Aber meine negative Einschätzung dieser ganzen Geschichte ist die, dass wir alle nicht mit probabilistischen Informationen umgehen können. Weil wenn dir jemand sagt, du hast eine 30 prozentige Erkrankungswahrscheinlichkeit, fühlst du dich krank. Dann hast du Angst und wenn du Angst hast und nun das psychosoziale Modell funktioniert, dann wirst du auch krank. Das nennt man „Selffullfilling Prophecy". Und dann kommt man eben irgendwie in einen Kreis hinein, wo die Möglichkeiten wirklich nie wissenschaftlich beantwortet werden können. Und dann ist dies der große Widerspruch auch zur Individualisierten Medizin"(1ME).

Hier bestätigt sich die Vermutung, dass eine vermehrte Einführung von prädiktiven Gentests und den damit verbundenen probabilistischen Aussagen dazu führen können, dass gesunde Menschen zu „Quasi-Kranken" deklariert werden. Günther Feuerstein schreibt dazu: „Die besondere Problematik dieser Tests liegt darin, dass sie die Illusion der Gewissheit und Steuerbarkeit vermitteln, ohne diese Gewissheit wirklich zu geben und oft auch ohne die Chance zur Beeinflussung des individuellen Schicksals tatsächlich zu eröffnen" (Feuerstein 2008, zit. n. Feuerstein/Kollek, S. 175). Feuerstein postuliert einen Kaskadeneffekt, der durch eine probabilisitische Diagnose eröffnet wird. Er belegt dies am Beispiel des BRCA-Tests. Bei einer hohen Wahrscheinlichkeit an Brustkrebs zu er kranken, besteht die Möglichkeit einer Brustamputation. Feuerstein kommt zu dem Ergebnis: „Prädiktiv probabilistische Tests führen daher zu keiner erhöhten Kontrolle über die Zukunft. Sie schaffen neue Ungewissheiten, nicht nur in medizinischer Hinsicht, sondern auch durch die psychischen und sozialen Risiken, mit denen der Test verbunden sein kann" (ebd., S. 177).

„Das heißt also, es ist eine schwierige Gratwanderung zwischen Aufklärung und Pathologisierung. Wer will mit dem Wissen umgehen? Wie will man mit dem Wissen umgehen? Soll man das Wissen haben? Und wird die Gesellschaft so stark bleiben, dass sie sagt, wenn wir ein wahrscheinliches Risiko haben, wie sollen wir bitteschön dann als Individuum damit umgehen im Leben? Ja, was wollen wir denn eigentlich? Nur gesunde Menschen?" (1ME).

Eine probabilistische Diagnose kann bei den Menschen zu Angstzuständen führen, verstärkend wirkt hierbei ein Nichtvorhandensein geeigneter Interventionsmöglichkeiten. Wie soll sich ein Mensch verhalten, wenn die Krankheit z.B. erst in 20 Jahren ausbricht? Welche Unternehmungen sollen in dieser Zeit getroffen werden? Werden Präventionsmaßnahmen eingeleitet oder verfällt man eher in eine Lethargie? Diese Form von Mitteilungen können eine paradoxe Wirkung entfalten. Anstatt Krankheit zu verhindern, können die provozierten Angstzustände zur Entstehung von Krankheiten führen.

„Die dann nach psychotherapeutischen Gesichtspunkten irgendwann wirklich krank werden. Also es gibt ja dieses Phänomen, das wird jetzt nicht unbedingt die Krankheit sein, vor der er Angst hat, also er wird zumindest in Angstzuständen leben und Angstzustände sind auf Dauer für die Gesamtsituation eines Menschen nicht so richtig hilfreich" (1ME).

Ein probabilistischer Gentest zum Zwecke der Prävention kann zu einem gegenteiligen Effekt führen und Ängste schüren. Problematisch ist es Wahrscheinlichkeitsaussagen zu interpretieren. Ein weiterer Aspekt ist die Privatisierung von Prävention durch politische Maßnahme. Durch die scheinbare Möglichkeit zukünftiger Erkrankungen, steht das Individuum in der alleinigen Pflicht, sich um seine Gesundheit zu kümmern. Die Informationen, die er dazu benötigt, sind bereits erhoben.

„Damit zieht sich Staat und Gesellschaft, im Grunde genommen und Versicherung aus der Verantwortung. Weil sie es in das Individuum verlagern und hinterher dann wunderbar sagen können: „Also weißt du, wenn du dich darum gar nicht kümmerst, dass du genügend geschlafen hast, ist doch dein Problem. Warum soll die Gesellschaft jetzt für deine Schlaflosigkeit mit all den Folgeerkrankungen funktionieren. Geh doch, du weißt doch, dass du in der Sonne ab und zu mal im Frühjahr draußen sein musst, um deinen Melatoninstoffwechsel wieder hochzufahren, um irgendwelche Krebsrisiken zu vermeiden" (1ME).

Das Individuum wird dadurch alleine für seine Gesundheit verantwortlich gemacht, indem es in die Pflicht genommen wird, diese Risiken wahrzunehmen und sie zu vermeiden.

„Da fand ich den Titel das präventive Selbst so klasse. Wir werden sozusagen in eine individuelle Verantwortung für Dinge gedrängt und das wird mit der Individualisierten Medizin dieser Couleur, wie sie da gemacht wird, letztendlich im Grunde genommen, das Ärztliche und der Arzt rausgekickt. Es braucht nur noch den Gesundheitstechniker, der dir sagt: „Wenn du das tust, ist das ein Risiko. Wenn du das tust, steigerst du dein Risiko. Wenn du das nicht tust, vernachlässigst du die Prävention." Im Grunde genommen, ein völliger Überwachungsstaat. Das ist sozusagen mein Negativszenario" (1ME).

Es stellen sich hier eine Reihe ethischer Fragen, ob der Mensch einen Anspruch auf Wissen oder Nichtwissen hat und wie mit diesem Wissen umgegangen wird. Kann die Erfassung von bestimmten Krankheiten zu einer Diskriminierung führen und ist es nicht das Recht eines Menschen, darüber bestimmen zu können, welche Daten er von sich freigeben möchte und welche nicht?

„Ja, das führt zu verdammt vielen ethischen Risiken. Weil ich denke, was eigentlich eine wichtige Frage ist: „Hat ein Mensch Anspruch auf Nichtwissen?" Oder ist er verpflichtet, Wissen, das irgendwelche Anderen generieren und was überhaupt eigentlich kein echtes Wissen ist, meiner Meinung nach, sondern ein Wahrscheinlichkeitswissen" (1ME).

Die Anwendung von Wahrscheinlichkeitsaussagen muss einer kritischen Auseinandersetzung aus verschiedenen Blickwinkeln standhalten. Im Fokus sollte die Relevanz von Erkenntnissen liegen. Ansonsten können prädiktive Gentest zu den beschriebenen Phänomenen der Unsicherheit führen. Das Gespräch zwischen

Arzt und Patient bekommt in diesem Zusammenhang eine erweiterte Wertigkeit. Es wird weiterhin eine ambivalente Situation für den Menschen bleiben, mit probabilistischen Informationen umzugehen. Somit eignen sich prädiktive Gentests nur bedingt als ein Präventionsinstrument, da ihre Aussagen und Folgen noch nicht ausreichend geklärt sind.

Es wird im Kontext der Individualisierten Medizin die Frage aufgeworfen, was nun das Pathologische und das Normale ist. Wenn durch Prädiktion eine Wahrscheinlichkeitsaussage über das Erkrankungsrisiko einer Person getroffen wird, sind sowohl Patient als auch der Mediziner in einer schwierigen Situation. Kann eine Intervention eingeleitet werden, obwohl kein tatsächlich vorhandener pathologischer Befund vorliegt, sondern nur ein Risiko? Die Individualisierte Medizin muss somit „objektive" Normen mittels Biomarker schaffen, um handeln zu können. Es sollen dadurch Gesundheit und Krankheit definiert werden. Canguilhem postuliert, dass die medizinischen Normen durch die Wissenschaft erst geschaffen werden, d.h. sie existieren nicht, wenn sie nicht konzipiert wurden. Gesundheit wird als normaler Zustand angesehen und die Krankheit als ein von der Norm abweichender Zustand. Durch die Stratifizierung werden Subgruppen gebildet, welche nun ihre merkmalsabhängigen Normen haben, d.h., es wird eine differenziertere Normierung vorgenommen. „In der klinisch-epidemiologischen Forschung werden solche Subgruppen innerhalb der Population als »Strata« bezeichnet, der Gruppierungsvorgang entsprechend als »Stratifizierung«. Je mehr Gruppierungsvariablen gleichzeitig berücksichtigt werden, desto kleiner und weiter ausdifferenziert werden die Strata und umso zielgenauer kann die Therapie sein" (TAB 2008, S. 130). Nach Canguilhem gibt es keine absolute Gesundheit und auch keine absolute Krankheit. Denn der Gesundheits- bzw. Krankheitszustand des Menschen ist dynamisch und kann nicht konstant gehalten werden. Allerdings versucht die Individualisierte Medizin, konstante Faktoren zu identifizieren (Biomarker, Genabschnitte etc.), um Krankheiten vorhersagen zu können. Dies gelingt nur bei monogentische Krankheiten, trifft aber nicht für multifaktorielle Erkrankungen zu.

Die WHO definiert wie folgt: „Gesundheit ist ein Zustand vollkommenen körperlichen, geistigen und sozialen Wohlbefindens und nicht allein das Fehlen von Krankheit und Gebrechen" (WHO). Auch hier spiegelt sich eine dichotomes Gesundheits- und Krankheitsverständnis wieder, an welchem sich auch die Individualisierte Medizin orientiert. Diese Verständnisform von Gesundheit und Krankheit muss sich auf die Suche nach der krankmachenden Konstante machen und so ist es die logische Konsequenz, dass das menschliche Genom herangezogen wird. Denn hierbei handelt es sich um eine „Konstante" des Menschen.

Doch gerade im Fall des Typ-2-Diabetes kann über das Genom nur ca. 10 Prozent der Varianz aufgeklärt werden. Im Rahmen der Krankheitsprädiktion ist es nun schwierig, von einer absoluten Norm zu sprechen. Denn die Aussagen über ein Erkrankungsrisiko sind immer nur auf einem korrelativen Niveau. Es kann davon ausgegangen werden, dass diese Normen durch den Erkenntniszuwachs verändert werden. Dies macht deutlich, dass die Norm keine medizinische Tatsache ist, denn eine Tatsache muss unveränderlich, zeit- und situationsunabhängig sein. Somit besteht auch kein Determinismus. Dies macht es problematisch, Normen für die Subgruppen- Prädiktion zu definieren und es wird unmöglich zu bestimmen, was nun die Norm und die Abweichung von dieser darstellt. Es ist aus dieser Perspektive ein bedingter konkreter Nutzen für die klinische Medizin zu sehen. Günther Feuerstein merkt an, dass

„(…) genetische Tests auf polygene und multifaktorielle Erkrankungen (…) vor allem eines gemeinsam [haben]: sie sind nicht deterministische, sondern prädiktiv probabilistisch, das heißt, sie bewegen sich in der Prognose des individuellen Schicksals auf relativ ungesicherten Terrain. Was sie treffen, ist eine statistische Wahrscheinlichkeitsaussage über die genetische assoziierte Krankheitsanfälligkeit einer Person. Ob sich diese Krankheit im jeweiligen Fall tatsächlich entwickeln wird, wann dies geschieht, welchen Schweregrad sie annimmt und welche Verlaufsformen sie haben wird, bleibt nach positivem Gentest ebenso ungeklärt wie der relative Einfluss und das komplexe Zusammenspiel von genetischen und nichtgenetischen Einflussfaktoren auf die Krankheitsentstehung" (Feuerstein 2008, S. 171).

Aus gesunden Menschen können somit potenziell „Kranke" ermittelt werden, die Feuerstein als „Quasi-Kranke" bezeichnet. Die Individualisierte Medizin suggeriert somit, dass durch die angewendeten Verfahren Krankheiten, die noch nicht einmal vorhanden sind, erkannt werden können. Nur ein potenzielles Risiko kann erahnt werden. Für Canguilhem war entscheidend, dass die Krankheit in das Lebenskonzept des Menschen integriert wird und nicht als vermeidbar oder Abweichung dargestellt werden kann. Für ihn ist der Mensch nicht von Natur aus ein gesunder Mensch, der von der Krankheit heimgesucht wird, sondern die Krankheit gehört zu uns wie die Gesundheit. Ohne Krankheit wüssten wir auch nicht, was es bedeutet, gesund zu sein. Der Präventionsgedanke der Individualisierten Medizin schließt die Krankheit schon aus, bevor sie überhaupt entsteht, da das Risiko für bestimmte Krankheiten ermittelt werden kann. Gesundheit und Krankheit sind Konstrukte, welche in der Abhängigkeit der medizinischen Diagnosemöglichkeiten stehen. So lässt sich folgern, dass Gesundheit die Auswirkung der Unvollständigkeit von Diagnosemöglichkeiten ist. Fortschritt in der Medizin ist nicht immer gleichzusetzten mit objektiver Erkenntnis.

„Heute ist daraus der Ausdruck eines irrationalen Vertrauens von Seiten der Behandelten in die medizinische Rationalität und ihren Fortschritt geworden. Der Glaube an den Fortschritt führt oftmals dazu, dass man den letzten Schrei auch für etwas Wertvolles hält. Der Schock des Neuen läßt es als das Bessere erscheinen. Da man, wie man meint, mittlerweile gar nicht umhin kann zu genesen, wird man über den Wechsel von einem Heilmittel zum anderen zu guter Letzt schon das richtige finden. Diese ungeduldige Erwartung der sofortigen Genesung ist ein förmlicher Ruf nach so wie eine Rechtfertigung der pharmazeutischen Erfindungswut, und vice versa und das alles wird möglich durch die Vulgarisierung des Neuen, welche genau jene besorgen, die von ihr profitieren" (Canguilhem 1989, S. 51).

Gesundheit und Krankheit werden multifaktoriell bestimmt, sowohl durch biologische, psychologische und auch soziale Faktoren, wobei die Annahme vertreten werden kann, dass sich psychologische und soziale Faktoren aus der Sicht der Medizin als eine biologische Auswirkungen repräsentieren. So korrelieren ein niedriger Sozialstatus und Bildungsgrad positiv mit Adipositas. Der Sozialstatus ist das externe Kriterium und das Übergewicht ist der biologische Aspekt. Der Blickwinkel des Mediziners richtet sich bei der Betrachtung von Krankheiten direkt auf den Körper, denn dieser ist für den Arzt das Manipulationsobjekt. Die Sozialwissenschaft hingegen verlässt diese Ebene und versucht, krankmachende äußere Strukturen, wie z.B. die Arbeitswelt, zu identifizieren. In der Perspektivenzusammenführung wird deutlich, dass Gesundheit und Krankheit nicht nur das Arbeitsfeld der Medizin sind sondern auch andere Disziplinen einen wertvollen Beitrag leisten können. Die Medizin fungiert als ein Kompensationsapparat, indem sie zivilisatorische Missstände (Typ-2-Diabetes) am Patienten direkt behandelt. Dies macht deutlich, dass die Medizin sich an den gesellschaftlichen Verhältnissen, bzw. an den gesellschaftlichen Anforderungen und Forderungen, orientiert und somit nicht als eine autonome Wissenschaft fungieren kann.

4.2 Dimension Geschlecht im Kontext der (Individualisierten) Medizin

Es wurde bereits erwähnt, dass Diabetes nicht nur eine rein biologische Tatsache ist, welche ihre absolute Ursache im Körper bzw. im Genom des Menschen hat, sondern unter anderem bedingt wird durch bestimmte Verhaltensmuster von Bewegung, Ernährung, Körperwahrnehmung und Prävention. Allerdings sind diese spezifischen Verhaltensmuster keine individuellen Phänomene, sondern sie weisen soziale Regelmäßigkeiten auf. Neben dem Setting-Ansatz, ist das Geschlecht bezüglich Diabetes näher zu betrachten. Denn das Geschlecht bestimmt maßgeblich den Gesundheitszustand sowie das gesundheitsrelevante Verhalten und auch den Zugang zum gesundheitlichen Versorgungssystem. Doch zunächst werden wir uns mit dem Geschlechterverständnis in der Medizin beschäftigen.

So ist es in den Sozial- und Geisteswissenschaften gängig, mit „(…) dem Begriff >>Sex<< die biologische Ausstattung [zu bezeichnen] (…), mit dem Begriff >>Gender<< dagegen die soziale Ausgestaltung der Geschlechterdifferenz [zu nennen]" (Blecker 1996, S.16). Die biologischen Unterschiede im Geschlecht scheinen eine naturwissenschaftliche Tatsache zu sein. Feministisch ausgelegte Autoren wie Judith Butler sehen diese Differenzierung anders. Sie argumentiert, dass die Differenzierung erfunden wurde, um die Formel „Biologie ist Schicksal" zu beanstanden. In diesem Kontext muss berücksichtigt werden, inwieweit die Butler'sche Dekonstruktion zu interpretieren ist und ihr nachgegangen werden kann. Denn empirische Beweise für die geschlechtsspezifische Prävalenz von Krankheiten sowie Inanspruchnahme von Präventionsmaßnahmen sind geschlechtsabhängig und gegeben. Es sollte die Frage gestellt werden, welchen Beitrag eine „Dekonstruktion des Geschlechtes" im medizinischen Bereich hinsichtlich Prävention, Kuration, Pflege und Rehabilitation leistet. Sicherlich sind geschlechtsspezifische Rollen ein Produkt gesellschaftlicher Konstruktion. Und gerade deshalb sollte diese Erkenntnis stärker nutzbar gemacht werden in der medizinischen Versorgung. Denn ein „Geschlechtsunterschied" ist trotz „Dekonstruktionsdebatte" da.

„Die Prägsamkeit oder das Geprägtwerden, wie so ein Stempel, durch psychische und soziale Faktoren ist durchaus möglich. Es löst aber die biologische Grundlage nicht auf. Es spezifiziert sie, es formt sie und ich denke, die biologische Grundlage ist immer etwas. In dem Sinne, wenn man jetzt Konstant sagt, wäre es zu stark, aber sozusagen die Basis, auf der irgendetwas überhaupt aufgeprägt werden kann und das Geschlecht als solches, da bin auch ich zu sehr Biologin, ich hab Biologie studiert. Das man sozusagen die Naturgegebenheit als solches in Luft auflöst und zu sagen alles ist da drin. Ich denke schon, dass es viele Phasen in dieser Geschlechtsentwicklung oder in dieser zur Entwicklung hin zum weiblichen oder zum männlichen Menschen gibt, das bestimmte Prägungen nach sich zieht und deshalb sozusagen wie quasibiologisch gedeutet wird, das würde ich durchaus zugestehen" (1ME).

„Ich denke, das ist sicherlich ein Mischmasch aus beiden, ja natürlich ist das ursprüngliche Männer-Frauenbild, wie es vor hundert Jahren war, gottseidank nicht mehr so. Aber ich glaube dieses abzulegen wird noch weitere hundert Jahre oder zweihundert Jahre brauchen. Da bin ich fest davon überzeugt. Es gibt einfach Rollenbilder, in die wir hineingeboren werden und die wir dann auch bewusst und unbewusst annehmen und ein Teil Biologie wird halt auch einfach mit dahinter stecken. Das mit Sicherheit auch. Sonst hätten sich diese Rollenbilder vielleicht auch nicht so entwickelt, muss man sagen" (4MD).

Dieses Geschlechterverständnis geht davon aus, dass die Biologie des Menschen die Grundlage für sämtliche Entwicklungsprozesse ist. Demnach wird Gender biologisch beeinflusst. So ist das Geschlecht ein Mischungsverhältnis aus Sex und Gender und keine separate Komponenten. Im folgenden Interviewabschnitt zeigt sich, dass die Sex-/Gender-Differenzierung keinen Einzug in der Medizin gefunden hat.

„Und da habe ich gesagt, bevor wir nicht Sex und Gender kennen, geht das nicht. Also Vorsicht. Ich trete jetzt hinter diese Barriere zurück, die ich so vor mir aufgebaut hatte und muss sagen: Das gilt nicht überall" (3MG).

In der folgenden Interviewpassage wird begründet, weshalb sich die medizinische Sichtweise auf das biologische Geschlecht Sex reduziert.

„Ich glaube, die Medizin hat keine Idee von Gender, also wenn die Geschlecht denken, dann denken sie an Sex, also das, was uns hormonmäßig oder körperlich unterscheidet. Ich glaube auch, dass es deshalb so blind ist auf dem Auge, weil es eine patriarchal organisierte Wissenschaft ist. Also, d.h., wenn man wirklich Genderfragen in der Medizin thematisieren würde, müsste man auch viele Organisationsroutinen und viele Forschungsroutinen vom Kopf auf die Füße stellen. Das wäre eine riesige Herausforderung da selbstreflexiv zu werden. Und deshalb ist es auch einfacher, auf Parameter im Bereich der Hormone und der Biologie zu gucken. Aber das ist bei der Medizin extrem, aber das ist auch bei anderen so, dass es leichter auf so was verkürzt wird" (2P).

Jedoch sind sich die Mediziner durchaus über geschlechtsrelevante Unterschiede in der Medizin bewusst. Denn biologische Geschlechtsunterschiede sind gegeben. Zudem lässt sich im Subtext eine grundsätzliche Frage bezüglich des Wertes vom Begriff Gender in der Medizin herausdeuten.

„In der Tumortherapie z.B. ist das anders. Da, wo Biomarker entdeckt werden, die dann eventuell, wenn sie dann noch untersucht worden sind auf die Geschlechter hin, können sehr segensreich sein, weil dann Medikamente eben eingesetzt werden, wenn es passt oder eben nicht. Denn jedes Medikament in dieser Therapiegruppe hat ja enorme Nebenwirkungen. Und wenn man dann den Kranken oder die Kranke nicht belasten muss mit einem Medikament, das ihr sowieso nichts bringt, für sie nicht taugt, dann beschützt man sie oder ihn. Deswegen muss ich sagen, dass es da sicherlich angebracht ist" (3MG).

Darüber hinaus ist die Aufnahme des Wissens über Genderfragen im medizinischen Curriculum notwendig, um eine Genderwissensbasis zu fördern. Dieser Schritt ist nicht frei von Komplikationen.

„Nein und was uns natürlich noch ganz fehlt, ist, dass die Aufnahme dieses Wissens zwingend in das Curriculum ist. Darum geht es ja. Wobei das auch unheimlich schwierig ist. Denn gelehrt wird ja von vielen. Wenn man an einer Universität wissenschaftlicher Assistent wird, haben wir die Verpflichtung, in der Woche zu lehren. Wenn ich jetzt in meinem Studium über diese Unterschiede wenig gehört habe und vielleicht nur einzelne Spots aus meinem Fach kenne, wie soll ich das alles lehren? Und das ist meine Gegenfrage auch an z.B. Prof. X gewesen. Sie sagt, wir bauen jetzt so einen Lehrgang aus, so einen Studiengang nennt sich das ja, einen eigenen Studiengang aus, der sich damit befasst, dass in die Lehre aufgenommen wird und zwingend dann auch in der Prüfung erscheint. Erst dann geht das ja alles. Dann habe ich diese dekorierende Frage gestellt: „Und was macht ihr mit den Lehrenden?" Ja, wir müssten uns nun alle wieder auf die Schulbank setzten. Ja, wir müssten eben, das, was wir jetzt in dem Wahlfach machen, da müssten eben alle verpflichtend hinkommen. Letztlich müssen wir diese Vorlesung für die einzelnen Dozierenden anbieten" (3MG).

Hinsichtlich der Individualisierten Medizin, die neben den biologischen Faktoren bemüht ist, geschlechtsspezifisch verteilte und erworbene Faktoren zu berücksichtigen, lässt sich im kommenden Interviewabschnitt zeigen, dass Geschlecht nur scheinbar implementiert wird, und zwar nur Sex und nicht Gender.

„Also wenn, dann ist es Sex und kein Gender, was da berücksichtigt wird. Also um das auf den Punkt zu bringen. Und ein bisschen, denk ich, hat die Individualisierte Medizin auch so einen Hype, weil es genau darum geht, ein bisschen Gender zu vermeiden. Also, das ist eine billige Art, vermeintlich genauer hinzugucken, ohne zu sozial zu werden" (2P).

Zuweilen befindet sich die Individualisierte Medizin noch in der Entwicklungs-phase. So wird auf die Biologie gerade ein größeres Augenmerk gelegt als auf geschlechtsspezifische bzw. genderspezifische Aspekte.

„Ja, natürlich, man kann ja nicht alles. Also diese genetischen Sachen sind ja schon so kompliziert, teuer und schwierig, dass man sicher froh ist, wenn man erst mal auf dieser Piste weiter kommt. Und gleichzeitig ist es ja so, dass diese Genderfragen, al-so diese psycho, soziale, kulturelle Rolle, in der wir uns alle befinden, Sie und ich und die und die, die sind ja gerade sich am verwandeln. Also, also ich würde sagen, das ist so komplex, dass man die Frage gar nicht so, wissen Sie, so einpolig sehen kann. Also die ist zu laserartig. Das ist nämlich gestern in dieser Vorlesung auch herausgekommen. Das ist ein multifaktorielles Zusammenspiel. Die sind jetzt auf dieser genetischen Spur. Das ist ja eine Spur, die auch ganz neu ist oder relativ neu. Die ist schon so schwierig und die ist schon so kompliziert, dass man die anderen Dinge dann drum herum, wenn die sich mit ergeben könnten, dann wäre das schön" (3MG).

Bei der Sex-/Gender Debatte ist anzumerken, dass die androzentristische Sicht-weise teilweise aufgebrochen wurde. „Die Einführung von Gender in die femi-nistische Theoriedebatte in den 1970er Jahren soll als erstes Stadium der Wand-lung betrachtet werden. Das Ziel war hier, die soziale Dimension der Geschlech-terkategorien hervorzuheben und gegen biologische Interpretationen zu setzen, die Frauen stets als >>Abweichung<< und als defizitär klassifizieren" (Kuhl-mann/Kolip 2005, S. 52f). Das bedeutet, dass erst durch die Frauenbewegung in den 1970/80 er Jahren, das Eingeschlechtsmodell dekonstruiert wurde. Bis dahin galt der Körper des Mannes in der biomedizinische Sichtweise als Norm, die auf die Frau übertragen wurde. Im folgenden Interviewabschnitt wird deutlich, dass diese Dekonstruktion noch nicht alle Bereiche in der Medizin erfasst hat.

„Ja, kann sein, ja. Kleinere Männer, also sie [die Frauen] waren jedenfalls hinter die-ser wichtigen Person nicht zu sehen. Und das war natürlich das Grundlegende. Aber das ist ja aufgebrochen. Und nachdem wir es endlich aufgebrochen haben, ist es jetzt eben so, dass man trotzdem Schwierigkeiten hat und diese Schwierigkeiten sind auch nicht ganz von der Hand zu weisen. Das muss man erst mal zugeben. Trotzdem kann man nicht einfach sagen: „Freiheit der Wissenschaft – wir forschen nur an Männern". Und vielleicht später dann mal, wenn sich etwas herausgestellt hat, erfor-schen wir dann noch die Frauen. Das kenne ich. Diese Sätze sind nicht von mir. Die habe ich nicht erfunden, jetzt gerade eben, sondern die werden mir immer gestellt.

Denn mein Impetus in der Ethikkommission zu sein, war immer Gender und Sex. Sonst wäre ich da gar nicht reingegangen, also so im Hinterkopf. Und das hat auch dazu geführt, dass unser Formular sich vollständig verändert hat, in dem Bereich. Da wird jetzt ganz genau gefragt und da muss begründet werden, warum man das eine Geschlecht nur nimmt. Das braucht man in der Gynäkologie natürlich nicht. Das hat sich vertieft. Es gibt derweil ja viel Literatur zu den Unterschieden" (3MG).

In Bezug auf die Butler'sche Dekonstruktionstheorie kann festgehalten werden, dass diese Ansicht auch im Kontext der Individualisierten Medizin immer noch als visionär angesehen werden kann. Denn sowohl im medizinischen als auch im gesellschaftlichen Bereich sind enge Rollenverständnisse vorhanden, welche an das biologische Geschlecht Sex gekoppelt sind. Darüber hinaus zeigt sich, dass Geschlecht als „Strukturkategorie" fungiert und bedeutet, dass Geschlechterverhältnisse heute ein wesentlicher Bestandteil von gesellschaftlicher Ordnung sind und Geschlecht kein individuelles Merkmal ist, sondern auch gekennzeichnet ist durch Vorstellungen über Geschlecht in Organisationen, gesellschaftlichen Verhältnissen und Regelsystemen.

„Das ist visionär. Und wenn wir ohne Visionen wären, dann wären wir ohne Fragen. Also Visionär zu sein, ist immer gut. Es wird ja gerade unserer Politik vorgeworfen, keine Visionen zu haben. In der Medizin und in Ihrem Gebiet gibt es sie. Aber wissen Sie, wenn wir wieder zurückkehren, sind ja noch ganz andere Dinge nötig. Wir haben ja nach wie vor, also in unserem Land sieht man das auch, immer noch sehr enge Rollenverständnisse. Sie müssen jetzt die Industrie zwingen und es kommt jetzt auch aus der Industrie selber. Die haben nämlich gemerkt, die Frauen können sehr gut wirtschaften. Und manchmal sind sie knallhart und ja und eben nicht auf sich bezogen eventuell. Wir wollen hoffen, dass sie wenigstens 30 Prozent an Führungskräften haben. Stellen Sie sich mal vor, wir sind immer noch bei 12 Prozent oder so. An den Universitäten sind wir immer noch unter 10 Prozent, also jedenfalls an den medizinischen, da ist es noch viel schlechter. Geisteswissenschaften sind sie, glaub ich, bei 12-15 Prozent oder so. Also wir haben ja noch verfestigte Strukturen. Deswegen habe ich Ihnen gesagt, das ist eine Vision. Und wenn der Geschlechterkampf, der geht ja erst gerade los. Denn die Männer wehren sich jetzt. Der Numerus Clausus in der Medizin soll aufgehoben werden. Der muss auch aufgehoben werden, sonst sind die Männer weg vom Fenster. Das könnte wie ein Rebound-Effekt aussehen. Erst hat man uns unterdrückt und jetzt unterdrücken wir die Anderen ein bisschen. Mensch ist Mensch. Ja, auch wenn sie Östrogen im Blut haben. Also deswegen Vision. Diesen Genderaspekt, der ist noch nicht wirklich aufgebrochen" (3MG).

Daran anknüpfend, wird in der folgenden Interviewpassage deutlich, dass eine Dekonstruktion von einigen gar nicht erwünscht ist. Zumal davon ausgegangen wird, dass es immer Unterschiede geben wird. In Gesellschaften wie Schweden, bei denen eine weitgehende Gleichberechtigung auch in der Arbeitswelt vorhanden ist, gibt es geschlechtsabhängige Unterschiede.

„Ich glaube ja nicht, dass Geschlechterkategorien irgendwie, ja also aufgelöst werden können. Also, ich fände das gar nicht wünschenswert. Also wenn man die Unterschiede und die damit verbundenen Geschichten nivelliert. Man muss genau hingucken und das ist immer ein zeittypisches Phänomen. Also welche Gruppe von Männern hat man gerade vor sich und welche Gruppen von Frauen? Natürlich geht es um Gleichberechtigung, gleiche Behandlungschancen und keine Diskriminierung. Und bei Forschungsfragen, um das ernst zu nehmen, dass es unterschiedliche Lebenswelten und so was gibt. Aber das ist jetzt keine Frage von werden wir dann irgendwann weiche Männer werden oder so was. Das spielt nicht mehr so eine Rolle, ob ich ein Mann oder eine Frau bin? Also ich glaube, es spielt immer eine Rolle, selbst in einer Gesellschaft, die wie Schweden, die weitgehend Gleichberechtigung auch in der Arbeitswelt und so was hat. Also es wird trotzdem Unterschiede geben. Die Unterschiede bleiben und diese sind vielleicht auch für beide Geschlechter interessant, die beizubehalten. Und das wird man in der Medizin nicht nivellieren. Also es wird vielleicht immer einfacher sein, bestimmte Sachen irgendwie an Frauen heranzutragen als Männer" (2P).

Der Unterschied, welcher auch durch die Sozialisation bedingt ist, zeigt sich schon beim gesundheitsrelevanten Verhalten. So werden der Zugang und das gesundheitsrelevante Verhalten in den folgenden Interviewpassagen hervorgehoben.

„Ja, also mach ich das regelmäßig, mach ich das nicht, mach ich es nur, wenn ich merke, ich muss es jetzt machen? Und da gibt es auf jeden Fall einen Geschlechterunterschied, also wie behandlungstreu die Menschen eben sind. Frauen können es irgendwie leichter in ihren Alltag integrieren als Männer. Und damit muss man sich eben beschäftigen. Also muss man da ein bisschen Technik rein bringen, dass sie über Piepser daran erinnert werden oder spielerisch, oder schickt man denen SMSe ‚mach jetzt‘. Also man könnte sich vieles Vorstellen. Und das ist alles jenseits von den Möglichkeiten von Individualisierter Medizin. Das könnte man im Rahmen von strukturierten Behandlungsprogrammen mal andenken" (2P).

„Auf der anderen Seite ist es ja so, heute werden ja die Präventionsmöglichkeiten, die jetzt schon kostenlos angeboten werden, gar nicht verfolgt. Der Prozentsatz von Männern, die zu den Präventionsgeschichten gehen, ist sauklein" (3MP).

Es wird deutlich, dass der Sozialisation und den Geschlechterrollen eine große Gewichtung zugesprochen wird. Da geschlechtsspezifische Rollen ein Produkt gesellschaftlicher Konstruktionen sind, sollte gerade deshalb diese Erkenntnis stärker nutzbar gemacht werden in der medizinischen Versorgung. So wird auf der sozialen Ebene durch die Gesellschaft definiert, was als typisch männlich und weiblich gilt. Mann und Frau werden als zwei polarisierende Dimensionen dargestellt, dies wird als Zweigeschlechtlichkeit bezeichnet (vgl. Siegrist/Möller-Leimkühler 2003, S. 132). Dadurch ergibt sich eine Dichotomisierung in Bezug auf wünschenswerte Persönlichkeitseigenschaften, Verhaltensweisen und Fähigkeiten. So ist das männliche Rollenstereotyp „(...) aggressiv, aktiv, rational, ehrgeizig, zielorientiert, durchsetzungsfähig, unabhängig, selbstsicher, abenteuerlustig (...) und entscheidungsfreudig" (ebd. S. 132). Die Frau hat die gegenteiligen Attribute wie „(...) passiv, angepaßt, nachgiebig, vorsichtig, ängstlich, harmonisierend, abhängig, emotional (...)[und] wenig selbstsicher" (ebd.). Diese Rollenstereotypen gelten gleichermaßen als ein Bewertungsmaßstab (vgl. ebd.). Werden geschlechtsspezifische Rollenerwartungen verletzt, indem ein Mann sich sehr vorsichtig oder emotional verhält, gilt dieser schnell als unmännlich.

„Also ich glaube, dass sie [die Frauen] in der gesellschaftlichen Arbeitsteilung irgendwie eher lernen, sich zu kümmern. Oder dass tatsächlich die Fürsorge für sich und für andere, für die nicht so fremd ist, wie das so bei den klassischen Männerrollen ist. Also das ist das eine und das andere ist, dass die eben im medizinischen Kontexten lange Zeit auf der Behandelten Seite standen. Also vielleicht sind sie auch besser dran gewöhnt. Keine Ahnung. Also wenn ich es jetzt böse sagen würde. Also ich glaube, es passt besser zu der Frauenrolle, sich darum zu kümmern und ich glaube, eher unter Männern findet man Einverständnis darüber: „Hast du deine Tabletten heute geschluckt oder nicht?". Also es gilt eher als männlicher, wenn ich jetzt nicht alles mache, was der Arzt macht. Und bei Frauen würde das eher hinterfragt, also auch in sozialen Kontexten. Und bei Männern kann ich sagen, wie risikobewusst ich bin. Also was der Arzt mir jetzt gesagt hat, dann trotzdem irgendwie denken oder jetzt das nicht nehmen oder mal drauf ankommen lassen. Da könnte man unter Männern gut abfeiern. Aber Frauen würden eher gucken" (2P).

Dadurch stellt sich die Frage, inwieweit die Geschlechterstereotypen verwendet werden können. Im Subtext schwingt auch eine Kritik an der dekonstruktivistischen Sichtweise mit. Denn ein Extrem wäre, das Geschlecht komplett auszublenden, wie es in den gängigen Präventionskonzepten der Fall scheint. Das andere Extrem ist es, sich komplett auf stereotypische Sichtweisen zu konzentrieren. Es wird für einen Mittelweg appelliert.

„Also das wird ja jetzt versucht, an Stereotypen und an Selbstwahrnehmung anzuknüpfen. Aber natürlich bestärkt man das. Also es ist kein unerfolgreicher Weg. Man erreicht damit mehr Männer als jetzt. Aber natürlich verändert man damit nicht Geschlechterverhältnisse und auch nicht die Männer. Dann machen die vielleicht Darmkrebs-Prävention, weil sie eben als mutiger Mann von der Krebsgesellschaft dafür geworben worden sind oder weil ihre Partnerinnen dafür instrumentalisiert worden sind, das zu Hause zu thematisieren. Aber damit verändert man nichts. Also, ich glaube, da fehlt einfach noch der Mittelweg, Geschlecht nicht völlig auszublenden, um zu sagen, dass es egal ist, ob es ein Mann oder eine Frau ist. Ich habe eine Gesundheitsbotschaft, lebe so und so, einfacher Tipp. Und das ist die Mehrzahl, wie die Prävention gerade gestrickt ist. Und das andere Extrem wäre dann tatsächlich, in die Stereotypen zu gehen und das zu machen. Und dazwischen wird es viele Wege geben, um auch zu gucken, wie man es besser machen kann" (2P).

Trotz dieser Erkenntnisse wird der Diabetesprävention vorgeworfen noch immer geschlechtsinsensibel zu sein.

„Ja, da wäre z. B. die Frage. Ulla Walter hat das mal gemacht für ältere Menschen, die für so ein AOK-Programm „Gesund älter werden" mit den Themen Bewegung und Ernährung. Und für Männer ist das Thema Mobilität gewesen und Ernährung gar kein Thema. Und für Frauen, also wie komm ich wohin und was kann ich machen. Frauen verstehen da schon was anderes unter dem Bewegungsthema. Also man müsste da schon gucken, kommuniziere ich mit einem älteren Mann oder mit einer älteren Frau, also dann in so einem Programm. Und das müsste man eigentlich auch für Diabetesprogramme alles machen. Die Disease-Management-Programme machen es ja beispielsweise auch nicht, die sind völlig ‚ungegendert' und die ganzen Ernährungsprogramme der Kassen auch" (2P).

Die Bereitschaft zum präventiven Verhalten ist bei Frauen stärker ausgeprägt als bei Männern, so nehmen Frauen häufiger an Vorsorgeuntersuchungen und Früherkennungsprogrammen teil (vgl. Kolip/Koppelin 2002, S. 493). Zudem wird bemängelt, dass sich Präventionsprogramme lediglich an weiblichen Bewertungsmaßstäben orientieren und dadurch nur auf die weibliche Zielgruppe zugeschnitten sind. Um diesen Gender-Bias zu vermeiden, müssten Strategien des

78

Gender Mainstreamings funktionieren.

„Das wäre z. B. schon die Frage. Also zu sagen, welche Sprache benutze ich oder welche Themen thematisiere ich? Und die Themen, die momentan oben auf der Liste sind, sind keine Themen, die Männer wirklich interessieren. Also Bewegung vielleicht noch, aber Ernährung ist schon hinter dem Stichwort schwierig zu thematisieren. Deshalb muss man tatsächlich gucken, wie man das macht. Und das geht eigentlich da nur, da kann ich mich nur wiederholen, über einen frühzeitigen Einbezug der Zielgruppen. Also das habe ich in Greifswald auch versucht zu sagen. Die meisten Programme erreichen die Zielgruppe erst, wenn sie sie in Anspruch nehmen sollen. Man müsste eben viel früher kommunizieren: „Brauchst du überhaupt ein Programm?" „Und wenn ich ein Programm mache, wie erreiche ich dich?" „Wann muss es sein?" „Welche Uhrzeit?" „Was soll es beinhalten?" Also dass man da auch mehr in Kontakt kommt und das ist, glaube ich, auch eine Frage von Marketing und Einbezug, den man mit den Zielgruppen lernen kann" (2P).

Jedoch wird im Zusammenhang mit der Diabetes Behandlung die Determinante Geschlecht an sich als ein Faktor von vielen angesehen.

„Also aus meiner Erfahrung, haben die Programme die meisten Erfolgschancen, die jetzt nicht am „Grünen Tisch" entwickelt worden sind, sondern mit den Zielgruppen. Das ist eben der Unterschied zwischen Gesundheitsförderung und Prävention, dass ich nicht mit einem Thema an jemand ran komme. Diesem 55-jährigen Arbeitslosen mit Übergewicht, der gerne Chips vorm Fernseher isst, den ich schon mal zitiert habe, wäre tatsächlich die Frage, ob das Übergewicht sein Problem ist oder der schlecht eingestellte Diabetes. Oder sind es in seiner persönlichen Problemhierarchie ganz andere. Und häufig sind das ebenso wohlmeinende Geschichten, vielleicht gesundheitspolitisch unterlegt, weil es viel Geld kostet in diese Behandlung zu investieren, also zu sagen: „Das ist jetzt das Problem." Aber wir machen ja Programme in Schulen. Da muss man erst mal gucken. Wie sind die aufgestellt? Was erleben sie selber als Problem? Und da kann man vielleicht auch Sachen, die man von außen wahrnimmt, mit in solche Programme packen. Aber jetzt eben zu sagen, dass wir jetzt ein Programm für diese Gruppe brauchen, wäre schon der falsche Weg. Also ich würde tatsächlich dann auch sehr spezifisch hinzugucken. Also jetzt nicht ein Programm für männliche Diabetiker machen. Sondern zu gucken, wie kann man mit 50-60 jährigen arbeitslosen Diabetikern reden? Wie komm ich an die ran? Oder wie komm ich an 50-60 jährige verheiratete Diabetiker mit niedrigem Bildungsabschluss ran? Also das ist nochmal was anderes, man müsste es sehr genau mit den Zielgruppen machen. Also die Idee, dass nur der Diabetes und das Geschlecht sie verbindet, ist viel zu wenig. Also die sind ja trotzdem sehr unterschiedlich aufgestellt" (2P).

In diesem Abschnitt des Ergebnisteils lassen sich die Variablen Prävention, Geschlecht, Diabetes mellitus und Individualisierte Medizin vergleichen. Im Zuge der Analyse der Interviews lässt sich aussagen, dass Gesundheitsförderung als Oberkategorie und demnach als Querschnittsaufgabe betrachtet werden kann. Die Vereinigung von verhaltens- und verhältnisorientierten Präventionsmaßnahmen ist zur erfolgreichen Förderung der Gesundheit sinnvoll. Es geht darum, Alltage, durch eine Entwicklung zu einem „gesundheitsfördernden Setting", zu gestalten. So ist hinsichtlich der Diabetes Prävention nach Hauner et al. (2005) anzumerken, dass die Präventionsprgramme zwei Ansätze verfolgen sollten, zum einen die zielgruppenspezifische Verhinderung des Typ-2-Diabetes und metabolischen Syndroms und zum anderen die Förderung eines gesundheitsförderlichen Lebensstils auf Bevölkerungsebene. Ersteres geht einher mit der Verhaltensänderung. In diesem Kontext könnte die Prävention von der angestrebten Stratifizierung innerhalb der Individualisierten Medizin profitieren. Es zeigte sich aber, nach der Einschätzung der Experten, dass sich die Individualisierte Medizin noch in der Anfangsphase befindet. Dies wird vor allem an den nicht eingehalten Ansprüchen der Individualisierten Medizin selbst deutlich. So fokussiert sie sich derzeit stark an biologischen Faktoren und blendet soziale Faktoren, wie Gender aus.

Hinsichtlich des Geschlechts, welches in den Sozial- und Geisteswissenschaften in Sex, dem biologischen Geschlecht und Gender, dem sozialen Geschlecht differenziert wird, lässt sich festhalten, dass das androzentristische Weltbild in der Medizin aufgebrochen wurde und geschlechtsspezifische Unterschiede vorhanden sind. Dies wird beispielsweise in der Tumortherapie deutlich. Jedoch steckt das Geschlecht als „Strukturkategorie" immer noch stark in gefestigten Strukturen sowohl in gesellschaftlichen als auch in medizinischen Bereichen. Deshalb ist es nötig, diese geschlechtsspezifischen Unterschiede in der Inanspruchnahme der Präventionsprogramme und der medizinischen Versorgung nutzbar zu machen. Neben der ungleich verteilten Inanspruchnahme der Präventionsprogramme, sind eben diese Programme höchst frauenspezifisch. Um diesen Gender-Bias zu vermeiden, sind Gender-Mainstreaming-Strategien nötig. Hat sich der Diabetes erst einmal eingestellt, so ist die Gesundheitsdeterminante Geschlecht als eine von vielen zu betrachten. In diesem Zusammenhang wird nach mehr Faktoren in der Lebenswelt gefragt und auf den Setting-Ansatz verwiesen. So wird auch von Hauner et al. (2005) im zweiten Punkt bei Diabetes-Programmen, nämlich der Förderung eines gesundheitsförderlichen Lebensstils auf Bevölkerungsebene, implizit auf Strategien der Gesundheitsförderung, im Speziellen auf die des Setting-Ansatzes verwiesen.

Dadurch kommen neben den verhaltens- auch verhältnisorientierte Maßnahmen zum Zuge. Denn die Förderung des gesundheitsförderlichen Lebensstils soll nicht diabetesspezifisch sein. Es wurden in diesem Zusammenhang Maßnahmen genannt, wie betrieblich organisierte Gemeinschaftsverpflegung oder Reglementierung der Inhaltsstoffe von Lebensmitteln in den Supermärkten. Auch Fragen bezüglich der Partizipation in Netzwerken wurden aufgeworfen. Hier wird die Wichtigkeit der Schlüsselelemente des Setting-Ansatzes, Life Skills, Empowerment, Partizipation und Strukturentwicklung deutlich. Um präventiv gegen den Diabetes gewappnet zu sein, müssen diese Schlüsselelement greifen. So wurde bei den Disease-Management-Programmen zum Typ-2-Diabetes bemängelt, dass sie zum einen Chroniker „nötigen", ohne die Vermittlung von Life Skills durch Empowerment Strategien zu fördern. Darüber hinaus wird zum anderen auch die Strukturentwicklung bei diesen Programmen bemängelt, obwohl Experten davon ausgehen, dass die Schlüsselelemente des Setting-Ansatzes einander bedingen und als komplementäre Bausteine fungieren.

4.3 Diabetes und Depression- eine Verknüpfung der psychosozialen Faktoren in der medizinischen Praxis

Der Typ-2-Diabetes zählt zu den häufigsten chronischen Erkrankungen in Deutschland. Umso wichtiger ist es, geeignete Präventionen und Behandlungsmöglichkeiten zu finden, die zu einer Vermeidung bzw. Verbesserung der Erkrankung führen. Gerade bei dem Typ-2-Diabetes ist es relevant, nicht nur medizinisch anzusetzen, sondern auch psychische und soziale Faktoren zu berücksichtigen. Unsere Forschungsergebnisse sind davon geprägt, dass die Experten sich einig darüber sind, dass der Lebensstil (sei es Bewegung, Ernährung etc.) einen großen Einfluss auf die Behandlung des Typ-2-Diabetes ausübt. Die Prävention des Typ-2-Diabetes kann nur gelingen, wenn sie schon im Kindesalter ansetzt. Soziale Faktoren, wie z.B. der sozioökonomische Status, spielen eine entscheidende Rolle und vor allem der Bildungsstatus wird als bedeutendster Indikator angesehen. Ist die Krankheit jedoch schon ausgebrochen, kann die Behandlung durch die Einbeziehung der psychischen und sozialen Faktoren verbessert werden. Somit kann auch eine Tertiärprävention gewährleistet werden.

Im folgenden Kapitel soll darauf eingegangen werden, wie die gleichzeitige Behandlung des Langzeitblutzuckerwertes und der Depression eines Patienten zu besseren Blutzuckerwerten und zu einem erhöhtem Wohlbefinden führen. Die Vorzüge des interdisziplinären Arbeitens sollen herausgestellt werden.

4.3.1 Warum die Sichtweise des biopsychosozialen Models zu einer besseren Behandlung des Typ-2-Diabetes führen könnte

Der Typ-2-Diabetes ist eine multifaktorielle Erkrankung, die durch verschiedene Faktoren ausgelöst wird. Der relative neue Forschungszweig der Individualisierten Medizin betrachtet nicht nur die rein biomedizinische Sichtweise des Krankheitsbildes Diabetes, sondern bezieht auch psychische und soziale Faktoren mit ein, wobei der Fokus mehr auf die Betrachtung von biogenetischen Faktoren gelegt wird. Trotzdem wird die Krankheit nicht nur auf biologische Parameter bezogen, sondern in einem Gesamtzusammenhang gesehen, wie es das biopsychosoziale Modell vorsieht. „Zu den Faktoren, die die Entstehung und den Verlauf von Krankheiten beeinflussen, zählen verschiedene Umweltfaktoren und -einflüsse, Lebensführung und Lebensstil, Ernährung, genetische Faktoren und Unterschiede in der Genexpression und -regulation, psychische Faktoren sowie der Sozialstatus mit dem damit verbundenen sozialen Umfeld und den sozial geprägten Kompetenzen. Auch Alter, Geschlecht und Rasse sind relevant" (TAB 2008, S. 39). Die Einbeziehung dieser Faktoren wird gefordert, jedoch ist dies in der wissenschaftlichen Forschung aber noch nicht ganz umgesetzt.

Die alleinige biomedizinische Sichtweise auf Krankheiten wird schon seit langem kritisiert. Um eine Verbesserung im Verständnis von Verursachung und Entstehung einer Krankheit zu erreichen, wurde eine stärkere Interdisziplinarität gefordert. Um dieser Forderung nachkommen zu können, entwickelte der Psychiater Georg Engel das biopsychosoziale Modell. Die alleinige Fokussierung der Biomedizin auf „(...) biologische Prozesse beziehungsweise den genetischen Ausgangsstatus eines Einflussfaktors auf die Entwicklung von Krankheiten (...)" (Degenhart et. al. 2002 S. 88), wird nicht als ausreichend befunden. Deswegen forderte Georg Engel eine Einbeziehung psychischer und sozialer Faktoren, um Krankheiten besser erläutern zu können. „Bezogen auf das Thema >>Geschlecht und Gesundheit<< lassen sich die unterschiedlichen Einflussfaktoren grob nach drei Variablen unterscheiden: Biomedizinische, umweltbezogene-soziale und psychische Faktoren" (ebd., S. 99). Die Interaktionen zwischen den verschiedenen Einflussfaktoren sollen klar hervorgehoben und erklärt werden können. Relevant ist vor allem, dass der Typ-2-Diabetes bis zu 50 Prozent durch eine Lebensumstellung bzw. Lebensstilveränderung verbessert werden kann (vgl. TAB 2008). Da gerade mehrere Variablen bei der Erkrankung des Typ-2-Diabetes eine Rolle spielen, ist es von Vorteil, psychische und soziale

Faktoren in die Behandlung miteinzubeziehen. Ernährung, Bewegung, der sozio-ökonomische Status, das Geschlecht, Alter und die psychische Verfassung spielen eine ganz entscheidende Rolle. Auch die genetische Komponente ist hier tragend. Vor allem eine Vorbelastung in der Familie kann das Risiko für einen Diabetes erhöhen:

> „(...) aber die Auftretenswarscheinlichkeit kann stark durch die Lebensstilfaktoren beeinflusst werden. Also wenn ich zum Beispiel weiß, ich hab schon einen Diabetes in der Familie und ich dann aber versuche, also, nicht in den Bereich des Übergewichts reinzukommen, mich gesund ernähre und körperlich aktiv bin, dann kann ich auch dafür sorgen, dass der Diabetes überhaupt nie zum Tragen kommt" (3P).

Eine Lebensstilintervention spielt eine entscheidende Rolle in der Behandlung des Diabetes, sodass man sagen kann, die Einbeziehung von sozialen und psychischen Faktoren ist essentiell, um die Behandlung verbessern zu können. Eine ganzheitliche Betrachtung ist somit notwendig.

4.3.2 *Die gleichzeitige Behandlung von Depression und dem Langzeitblutzuckerwert bei Typ-2-Diabetes-Patienten*

Besteht der Verdacht auf die Erkrankung Typ-2-Diabetes, muss auf der Ebene der Sekundärprävention angesetzt werden. Hier wird durch gezielte Diagnoseverfahren die Krankheit erkannt. Dann gilt es zu verhindern, dass sich weitere Erkrankungen wie Hypertonie oder Herzkreislauferkrankungen entwickeln können. Um den Diabetes zu behandeln, muss der Langzeitblutzuckerwert durch das Insulin stabilisiert werden. Eine relevante Frage für uns war, welche psychischen und sozialen Faktoren bei der Behandlung des Typ-2-Diabetes eine Rolle spielen. Eines unserer Ergebnisse ist, dass Typ-2-Diabetes-Patienten häufig mit einer Depression belastet sind. Die Ärzte konnten jedoch einen Behandlungserfolg erzielen, indem sie gleichzeitig den Langzeitblutzuckerwert hba1c und die Depression behandelten. Dazu haben wir einen Experten, der den Zusammenhang von Diabetes und Depression untersucht, befragt.

Der Typ-2-Diabetes äußert sich in körperlichen und in psychischen Symptomen. Die Erkrankung bestimmt den Tagesablauf und den Lebensrhythmus des Patienten. Ein Diabetiker muss penibel auf die Nahrungsmittelauswahl achten. Ist zudem die Aufnahme von Insulin nötig, kommt es häufig zur Gewichtszunahme. Somit muss sich der Erkrankte ständig mit seiner Nahrungsaufnahme auseinandersetzten, was wiederum zu Essstörungen führen kann.

„Dann haben wir ein anderes Problem, dass es halt auch oft so ist, dass mit der Insulinbehandlung oft auch so eine Gewichtszunahme einhergeht. Das bedeutet dann gerade bei jungen Frauen jetzt mit Typ-2-Diabetes, je nachdem in welchem Alter die dann halt sind, aber gerade so in der Adoleszenz ist dann natürlich oft: „Oh Gott Gewichtszunahme." Und dann gibt es auch so ein Phänomen, dieses Insulinpurching, also dass man z.b. versucht, Insulininjektionen auszulassen, um dann sozusagen eine Hyperglykämie zu erreichen und dann halt mehr Kalorien zu verbrennen. Das hat natürlich große Auswirkungen auf den Langzeit hba1c und natürlich auf die akuten Blutzuckerwerte" (3P).

Dieses Insulinpurching führt dazu, dass die Insulinaufnahme vernachlässigt wird, was zu einer Verschlechterung des Langzeitblutzuckerwertes führt. Wie von unserem Experten beschrieben, fühlen sich vor allem junge Frauen unter Druck gesetzt. Auch die Prävalenz für Depression sah der Experte bei Frauen als erhöht an. Das könnte darauf zurückgeführt werden, dass hier ein Gender-Bias vorliegt. Depression wird als eine „Frauenkrankheit" gesehen, während Männer sich keine „Schwäche" eingestehen möchten und eine Depression eher verleugnen, was vor allem geschlechtsspezifischen Gesundheitsverhalten zugesprochen wird: „Studien konnten wiederholt zeigen, dass depressionsbetroffene Männer weniger Symptome im Allgemeinen und seltener depressionsspezifische Merkmale schildern als Frauen" (BKK 03/2011, S .184). Dies belegen auch die Zahlen des Robert Koch Instituts:

„Für Deutschland zeichnet der Bundes-Gesundheitssurvey von 1998 (BGS98) ein detailliertes Bild. Bei der Befragung ergab sich, dass 7,8 Prozent der Frauen und 4,8 Prozent der Männer zwischen 18 und 65 Jahren in den vorangegangenen vier Wochen unter einer Depression gelitten hatten. Den Daten zufolge, sind Frauen deutlich häufiger betroffen als Männer. Betrachtet man einen Zeitraum von zwölf Monaten, durchleben 15 Prozent der Frauen und 8,1 Prozent der Männer irgendwann innerhalb eines Jahres eine depressive Phase" (Gesundheitsberichterstattung Robert Koch Institut 2006, S. 30).

Somit tritt eine Depression bei Frauen häufiger als bei Männern auf.

„Beim Typ-2-Diabetes, denke ich, ist es so, dass die Prävalenz natürlich erhöht ist für eine Depression. Die ist bei Frauen generell ein bisschen höher, die Prävalenz für Depression ist aber auch in der Gesamtbevölkerung bei Frauen höher als bei Männern. Also von daher lässt sich da schwer sagen, ob das jetzt ein diabetesspezifischer

Aspekt ist, also ob Frauen mehr Schwierigkeiten haben mit ihrem Diabetes klarzu-
kommen und deswegen auch häufiger eine Depression entwickeln oder ob es einfach
auch was mit dem generellen erhöhten Depressionsrisiko für Frauen zu tun hat"
(3P).

Durch eigene Erfahrungen in der Praxis konnte der Experte darauf hinweisen.

„Also von daher ist es relativ schwierig zu sehen, also bei den Patienten, mit denen
ich jetzt gesprochen habe, denke ich, war es oft so, dass bei den Männern z.b. so eine Belastung erst auf Nachfragen hin geäußert wurde. Also wenn man fragt: ‚Wie
geht es Ihnen denn? Wie war denn so die Stimmung in den letzten vier Wochen?
Waren Sie da niedergeschlagen?' Dann kommt erst mal ein Nein. Und ob Sie irgendwie Aktivitäten vernachlässigt haben? Nein. Und wenn man dann aber halt
nachfragt, dann hat man so was wie Schlafstörungen und dann halt auch so was wie
Libidoverlust, solche Sachen. Aber das sind natürlich auch Sachen wie Appetitver-
lust oder übermäßigen Appetit. Also dann sind da schon so kleine Depressionskrite-
rien. Die kommen dann oft auf Nachfragen" (3P).

Bei Männern muss somit spezifischer nachgefragt werden, das wird auch in der
Gender Mainstreaming-Strategie gefordert. Hierbei soll auf spezifische Unterschiede gezielt eingegangen werden. Trotzdem erweist sich die Einbeziehung
von psychischen und sozialen Faktoren in die tägliche Behandlung von Typ-2-
Diabetes-Patienten als schwierig. Diese Thematik soll im nächsten Kapitel behandelt werden.

4.3.3   Die Erkennung von Depression in der medizinischen Praxis

Um eine Depression zu erkennen, gibt es ein sog. Depressionsscreening. Mit Hilfe weniger Fragen aus einem Fragekatalog, kann der Arzt bei dem Patienten eine
Depression feststellen, wie uns der Experte erklärte:

„Also ich denke, das muss man zum einen sagen, auf der anderen Seite ist es natürlich so, dass wir wie bei vielen chronischen Erkrankungen natürlich den Arzt haben,
den Diabetologen oder den Hausarzt, je nachdem, wer den Patienten oder die Pati-
entin behandelt, die natürlich nur begrenzt Zeit zur Verfügung haben und diese be-
grenzte Zeit bedingt natürlich auch, ob ich dann diese zwei Fragen zum Depressi-

onsscreening stelle oder nicht. Von daher hängt das sehr stark vom individuellen, also einfach von der Person des Arztes ab, inwieweit er diese Faktoren miteinbezieht" (3P).

Daher ist das Depressionsscreening auch als problematisch anzusehen, da es keine alltägliche Praxis bei der Behandlung von Typ-2-Diabetes-Patienten darstellt, sondern von Arzt zu Arzt variiert. Die Kommunikation der Arzt-Patienten-Beziehung spielt hierbei eine entscheidende Rolle. Jedoch sind die systematischen Strukturen für ein ausführliches Gespräch im Gesundheitssystem nicht vorhanden. Die Feststellung einer Depression bei Typ-2-Diabetes-Patienten wird somit erschwert. Unser Experte sieht es daher als eine Herausforderung an, psychosoziale Faktoren in die alltägliche medizinische Behandlung zu integrieren.

„Ich glaube die Umsetzung, also das heißt wirklich auch das Einbeziehen dieser psychosozialen Faktoren in die tägliche Behandlung, in das Arztgespräch, das ist tatsächlich einfach sehr schwierig. Also man sieht halt auch Personen, die jetzt zum Beispiel so ein Screening unterlaufen haben, bei denen man zum Beispiel einen Hinweis auf eine Depression hat. Da ist es oft so, dass sie bei diesem Screening sind und positiv aufgefallen sind, also das heißt positiv im Sinne von Hinweis auf eine Depression. Allerdings ist es trotzdem so, dass dann oft kein Behandlungsansatz erfolgt" (3P)

Dies führt er darauf zurück, dass eine Weiterbehandlung der Depression bei Typ-2-Diabetes-Patienten oft gar nicht vorgesehen ist. Dies liegt vor allem an der verkürzten Zeit, die für ein Patientengespräch eingeplant ist und an dem mangelnden Bewusstsein für den Zusammenhang zwischen Diabetes und Depression. Wie uns berichtet wurde, sind im Abrechnungskatalog nur 8 Minuten für ein Patientengespräch vorgesehen, die vergütet werden. Unter diesen restriktiven Bedingungen ist eine tiefgründige Anamnese sehr schwierig.

„Ja, da haben Sie absolut recht. Aber wenn man 8-10 Minuten Zeit hat, um eine Anamnese zu erheben über eine Krankheit vielleicht, die in der vierzigsten Generation in der Familie ist, bis man das herausgefunden hat, da kann ich nur sagen: „Wir werden gezwungen, das gar nicht wahrzunehmen" (3MG).

Eine Verlängerung der Gesprächszeit könnte zu einer besseren Arzt-Patienten-Kommunikation und einer besseren Behandlung führen. Zum einen müssten Anreize, die stärker für das Thema Depression in Zusammenhang mit Diabetes sensibilisieren, geschaffen werden und zum anderen müssten Ärztinnen und Ärzte mehr Zeit bekommen, um die Problematik ausführlich mit ihren Patienten besprechen zu können. Wäre dies gewährleistet, könnten Weiterbehandlungsmaßnahmen getroffen werden. Das kann z.b. eine psychotherapeutische Behandlung auf ambulanter oder stationärer Ebene sein. Auch interdisziplinäre Kooperationen könnten die Behandlung verbessern.

„Also, da ist halt auch im Grunde genommen, vielleicht auch noch so ein bisschen Hilflosigkeit. Wie geh ich denn jetzt vor? Was kann ich denn als Arzt machen oder in welchen Fällen muss ich jetzt wirklich weiter überweisen? Wer ist da mein Ansprechpartner? Also ich denke, da müsste viel mehr einfach auch noch Zusammenarbeit laufen zwischen den Psychotherapeuten und den Medizinern, um das ganze einfach auch für die Patienten noch ein bisschen besser zu gestalten" (3P)

4.3.4 Die erfolgreiche Behandlung von Depression in Zusammenhang mit Typ-2-Diabetes – Ein Beispiel für interdisziplinäres Arbeiten

Eine der Intentionen dieser Forschungsarbeit war es, festzustellen, inwieweit psychische und soziale Faktoren in die medizinische Diagnostik und Therapie miteinbezogen werden können bzw. müssen. Es hat sich herausgestellt, dass gerade beim Typ-2-Diabetes die Einbeziehung, vor allem von psychischen Aspekten, die Behandlung verbessert. Als Beispiel wurde uns eine Station genannt, auf der Ärzte und Psychotherapeuten zusammenarbeiten, um sowohl den Blutzuckerwert als auch depressive Verstimmungen bei Typ-2-Diabetes- Patienten zu verbessern. Der Experte schilderte uns:

„Es gibt zum Teil auch auf stationärer Ebene, dass es zum Beispiel nicht mehr so etwas gibt wie eine innere Station, die also sich quasi um den Diabetes medizinisch kümmert und dann so eine psychosomatische Station, die sich dann mit ja allem, was so psychosozial ist, quasi beschäftigt. Sondern es gibt auch wirklich schon die Modelle, dass sie solche interdisziplinären Stationen haben, in der also dann die Psychosomatiker und die Mediziner auf einer Station zusammenarbeiten, also wo sie nicht mehr einen Konsil brauchen. Diese Ansätze gibt es schon, aber die müssten halt eindeutig noch weiterentwickelt werden und halt auch einfach deutschlandweit noch ausgebaut werden" (3P).

In der Praxis sind somit Ansätze zum kooperativen Arbeiten vorhanden und könnten die Unsicherheiten, die bei Ärzten entstehen, auflösen, wenn sie mit Depressionen bei Typ-2-Diabetes-Patienten konfrontiert werden. Es ergeben sich jedoch Vorteile, wenn der Typ-2-Diabetes auf der medizinischen und der psychologischen Ebene behandelt wird.

> „Also so eine Kombination und eine engmaschige Betreuung, da zeigen sich dann auch Verbesserungen auf beiden Ebenen. Aber deswegen scheint es doch die Verknüpfung zu sein, die zu einer Verbesserung auf beiden Ebenen beiträgt" (3P).

Die Betrachtung einer Ebene reicht somit nicht aus. Konfliktfelder könnten dadurch entstehen, dass jede Disziplin ihre eigene Betrachtungsweise besitzt und einen Anspruch auf die „bessere Behandlung" erhebt. Der befragte Experte beschrieb dies folgendermaßen:

> „Ich glaube, dass es sie schon gibt. Also die Ärzte, die ich kenne, da sind die Konfliktfelder nicht so vorhanden. Es gibt sie aber trotzdem. Aber es gibt sie im Grunde genommen auf beiden Seiten. Also es gibt sie auf Seiten der Psychologen oder Psychotherapeuten und es gibt sie auch auf Seiten der Ärzte und zwar einfach so diese Vorstellung, dass jede Disziplin für sich schon das ausreichende Handwerkszeug hat, um das zu behandeln. Also wenn ich Psychotherapeut bin, kann ich eine Depression behandeln, unabhängig, ob der einen Diabetes hat oder nicht, und auf Seiten der Ärzte ist es halt auch so. Also der hat einen Diabetes, ich kann den behandeln und das reicht im Grunde genommen aus" (3P).

Es ist wichtig, diese Problematik zu erkennen und ein kooperatives Umfeld zu schaffen, in dem beide Disziplinen ihr Wissen zusammenführen können. Somit soll eine Rivalität verhindert werden, die dazu verleitet, anzunehmen, nur die eigene Disziplin sei fähig die Krankheit zu heilen. An einem Beispiel aus der Praxis wird noch deutlicher, wie relevant die Verknüpfung der medizinischen und psychologischen Ebene bei der Behandlung des Typ-2-Diabetes ist.

> „Also, dass man halt manchmal eine Depressionsbehandlung nicht erfolgreich umsetzen kann, weil zum Beispiel einfach der Patient überhaupt nicht mehr in der Lage ist, seinen Blutzuckerspiegel zu messen, und das gar nicht mehr macht und der aber auch dann auch schon so desillusioniert ist von allem, dass man mit so kogniti-

ver Umstrukturierung oder so zunächst nichts erreichen kann, sondern da muss man einfach auch zum Beispiel anfangen mit dem Patienten erst mal wieder Blutzucker-tagesprofile zu messen. Einfach zu sagen, okay, dann versuchen Sie mal dreimal am Tag zu messen und machen Sie das mal eine Woche bis zur nächsten Sitzung. Also da muss man oft auch dann beim Diabetes ansetzen, um dann auch eine Behandlung, also die wirklich psychotherapeutische Behandlung durchführen zu können, und um-gekehrt ist es natürlich auch so. Aber ich glaube, dieses Defizit, das eigentlich keine von beiden Disziplinen immer das umfasende Wissen hat, um halt auch die psy-chosozialen Probleme beim Diabetes anzugehen oder die Medizinischen" (3P)

Das bedeutet, dass der Diabetes nicht nur medizinisch oder nur psychologisch betreut werden kann, denn eine ganzheitliche Behandlung ist klar von Vorteil. Die Ergebnisse zeigen ganz deutlich, dass eine Einbeziehung vor allem der psy-chischen Faktoren den Zustand des Patienten verbessern kann.

Gemäß unserer Forschungsfrage „Geschlechtsspezifische Prävention des Typ-2-Diabetes im Kontext der Individualisierten Medizin", konnten wir in un-seren Ergebnissen festhalten, dass gerade ein kooperatives Umfeld ein produkti-ven Beitrag leistet, um Primär-, Sekundär- und Tertiärprävention zu betreiben. Die pathologische Erkenntnis über den Diabetes stellt sich als geschlechtsunab-hängig heraus. So haben Frauen und Männer die gleiche Prävalenz an einem Diabetes zu erkranken, allerdings sind die Risikofaktoren unterschiedlich gela-gert. Somit ist vor allem in der Primärprävention darauf zu achten, dass eine ge-sunde Ernährung, Bewegung und eine Sensibilisierung für das Thema Diabetes stattfinden. Dies kann dann in Form des Setting-Ansatzes und Gender-Main-streaming-Strategien geschehen. Die Tertiärprävention hat zum Ziel, dass bei ei-ner ausgebrochenen Erkrankung keine Folgeerkrankungen entstehen. Das kön-nen beim Diabetes Hypertonie, Herzkreislauferkrankungen, Erblindung, Depres-sionen oder der Diabetiker-Fuß sein.

Unsere Ergebnisse haben gezeigt, dass ein kooperatives Zusammenarbeiten zwischen verschiedenen Disziplinen die Zustände der Patienten deutlich verbessern kann. Anhand der Ergebnisse können wir zeigen, dass gerade die psy-chischen Faktoren in die Behandlung des Diabetes einbezogen werden müssen. Gemäß dem biopsychosozialen Modell, das den Anspruch erhebt, herauszu-finden, welche Faktoren stärker in die Behandlung mit einfließen müssen, ohne die biomedizinische Sichtweise zu verdrängen, gibt es stationäre Modelle, die dies umsetzen. Auf diesen Stationen arbeiten Mediziner und Psychologen zusammen, um die Behandlung des Typ-2-Diabetes zu verbessern. Gerade bei ei-ner begleitenden Depression ist es wichtig, dass diese gleichzeitig mit den Be-schwerden des Typ-2-Diabetes behandelt wird. Es hat sich gezeigt, dass sich die gleichzeitige Behandlung des Typ-2-Diabetes und der Depression als erfolgreicher herausstellt, als die Behandlung der einzelnen Symptome. Somit ist eine ganzheitliche Betrachtung der Krankheit und das interdisziplinäre Arbeiten klar von Vorteil. Auch im TAB-Bericht (2008) wird beschrieben, dass die Individualisierte Medizin in Zukunft ihren Fokus auf eine Einbeziehung verschiedener Faktoren legen möchte. Inwieweit dies realisiert werden kann, ist noch nicht abzusehen. Eine interdisziplinäre Zusammenarbeit könnte jedoch das Wissen aus verschiedenen Disziplinen zusammenführen und neue Erkenntnisse hervorbringen bzw. bestehendes Wissen rekombinieren. Somit könnte eine ganzheitliche Sichtweise auf Krankheit, Behandlung und Therapie entstehen.

5 Fazit

In unserem Forschungsvorhaben versuchten wir, eine Verzahnung durch verschiedene gesundheitsrelevante Variablen vorzunehmen. Leitend war für uns die Arbeitshypothese und die daraus abgeleitete Forschungsfrage, die wir zu Beginn vorstellten und nun beantworten und bewerten möchten:
Die Individualisierte Medizin greift Aspekte des biopsychosozialen Modells auf und fungiert als ein geschlechtssensibles Präventionsinstrument. Das geschlechtsspezifische Verhalten wird durch gesellschaftliche Normen geprägt. Somit entstehen Unterschiede im Präventionsverhalten. Durch die Sozialisation und die Rollen, die Mann und Frau zugeschrieben werden, herrscht ein unterschiedliches, sogar dichotomes Körperverständnis und Körperempfinden und führt zu unterschiedlichen Lebensstilen, geprägt durch spezifische Ernährungsgewohnheiten und Aktivitätsprofile. Die Individualisierte Medizin hat einen starken Fokus auf den molekularen- und nicht auf den psychosozialen Verhältnissen. In Bezug auf den Typ-2-Diabetes ist dies problematisch. Denn hierbei handelt es sich um eine multifaktorielle Erkrankung, bei welcher der Einfluss der Determinanten noch nicht ausreichend aufgeklärt ist. Hieraus ergibt sich die zentrale Forschungsfrage: Inwieweit kann durch die Individualisierte Medizin ein geschlechtsspezifisches und somit bedarfsgerechtes Präventionsprogramm, welches biogenetische, psychische und soziale Faktoren berücksichtigt, konzipiert werden?

Aktuell ist die Individualisierte Medizin hinsichtlich der Präventionsmöglichkeiten noch begrenzt. Die Individualisierte Medizin erfährt durch den Bund und die einzelnen Länder eine große finanzielle Unterstützung, so ist das Feld der Individualisierten Medizin stark durch politische bzw. wissenschaftspolitische Interessen gefördert. Zentrales Ziel ist hierbei, den Biotechnologiestandort Deutschland auszubauen und zukunftssicher zu gestalten. Damit ist die Individualisierte Medizin ein Politikum, welches stark an ökonomische Interessen gebunden ist. Die Individualisierte Medizin wird durch das Prinzip der Hoffnung bestimmt. Eine Hoffnung, die darauf abzielt, Menschen vor Krankheiten bewahren zu können. Die Ergebnisse des Projekts belegen, dass sich die Individualisierte Medizin noch im Status der Grundlagenforschung befindet. Im Gegensatz zur medialen Darstellung, die schon verkündet, dass für jede Krankheit ein individuelle Lösung parat steht, sind die Experten auf diesem Gebiet zurückhaltend. Ihnen ist es wichtig, zunächst die genetische Grundlage der Pathophysiologie zu verstehen. Die Zusammenhangsstärke lässt noch keine zuverlässigen Aussagen zu. Nur bei monogenetischen Erkrankungen besteht ein kausaler Zusammenhang mit der genetischen Ausstattung des Individuums. Dennoch gibt es kritische Stimmen, wie die einer Expertin, die den Forschungsweg der Individualisierten Medizin eher als eine Sammlerleidenschaft von Daten bezeichnet. Während die Medien stark mit dem Prinzip der Hoffnung argumentieren, sehen die behandelnden Ärzte in der Individualisierten Medizin ein urärztliches Bedürfnis im Umgang mit dem Patienten. Das bedeutet, ein Vertrauensverhältnis aufbauen zu können und eine vollständige Anamnese zu erheben, um individuell auf den Patienten eingehen zu können. Die Abrechnungssysteme der Krankenkassen lassen dies jedoch oft nicht zu, da die dafür vorgesehenen Gesprächszeiten zu kurz sind. In dieser Situation ist ein individuelles Eingehen oft nicht möglich. Dahingehend müssten strukturelle Änderungen vorgenommen werden.

Die Prävention des Diabetes wird in dem Gesundheitsbericht 2011 als eine nationale Strategie beschrieben. Der Typ-2-Diabetes ist die häufigste chronische Erkrankung in Deutschland und übt einen hohen Kostendruck auf das Gesundheitssystem aus. Daraus resultiert eine hohe gesundheitspolitische Brisanz. Die interviewten Experten waren sich einig, dass Prävention schon früh im Kindes- und Jugendalter ansetzten sollte, um eine Sensibilisierung für Risiken zu schaffen. Übergewicht, falsche Ernährung und mangelnde Bewegung sind Hauptursachen für den Typ-2-Diabetes. Präventionsprogramme entfalten eine bessere Wirkung, sofern sie gemeinsam mit der Zielgruppe entwickelt werden. Problematisch an politisch initiierten Präventionsprogrammen ist, dass sie häufig als Mainstream Projekt eingesetzt werden. Sie folgen somit bestimmten aktuellen Trends. Somit werden die Präventionsprogramme häufig nicht sinnvoll umgesetzt oder verfehlen ihre Wirkung. Die Individualisierte Medizin, die prädiktive Gentest als Präventionsmaßnahme anbietet, eignet sich derzeit noch nicht für die Typ-2-Diabetes-Prävention. Der Typ-2-Diabetes ist eine multifaktorielle Erkrankung, dessen Ausprägung nur durch 10 Prozent der Gene determiniert wird. Die restlichen 90 Prozent werden durch andere Faktoren bestimmt. Somit sollte bei der Prävention die Aufmerksamkeit auf die Risikofaktoren von Lebensstilen gelenkt werden und eine frühe Aufklärung stattfinden. Im TAB-Bericht von 2008 wird diese Relevanz ganz klar erkannt und beschrieben, dass eine Lebensstilintervention die beste Möglichkeit zur Verbesserung des Typ-2-Diabetes ist. So ist hinsichtlich der Diabetes Prävention nach Hauner et al. (2005) anzumerken, dass die Präventionsprogramme zwei Ansätze verfolgen sollten. Zum einen die zielgruppenspezifische Verhinderung des Typ-2-Diabetes und des metabolischen

Syndroms und zum anderen die Förderung eines gesundheitsförderlichen Lebensstils auf Bevölkerungsebene. Ersteres geht einher mit der Verhaltensänderung. In diesem Kontext könnte das Präventionskonzept der Individualisierten Medizin, durch Risikostratifizierung profitieren. Letzteres verweist implizit auf Strategien der Gesundheitsförderung, im Speziellen auf den Setting-Ansatz. Dadurch rücken neben den verhaltens- auch verhältnisorientierte Maßnahmen in den Vordergrund, denn die Förderung des gesundheitsförderlichen Lebensstils soll nicht nur diabetesspezifisch sein. Es wurde in diesem Zusammenhang Maßnahmen wie eine betrieblich organisierte Gemeinschaftsverpflegung oder Reglementierung der Inhaltsstoffe von Lebensmitteln in den Supermärkten genannt. Auch Fragen bezüglich der Partizipation in Netzwerken wurden aufgeworfen. Hier wird die Wichtigkeit der Schlüsselelemente des Setting-Ansatzes, Life Skills, Empowerment, Partizipation und Strukturentwicklung deutlich. An den Disease-Management-Programme zu Typ-2-Diabetes wurde bemängelt, dass sie Chroniker „nötigen", ohne die Vermittlung von Life Skills durch Empowerment Strategien. Darüber hinaus wird die Strukturentwicklung des Diesease-Management bemängelt. Es wird als ein Defizit angesehen, dass die Berücksichtigung von individuellen Bedürfnissen des Patienten nicht möglich ist. Unsere Ergebnisse konnten zeigen, dass ein spezifisches Eingehen auf Diabetes Patienten zu einem besseren Behandlungserfolg führt. Hierbei werden bestimmte Merkmale berücksichtigt, wie z.B. ältere Patienten und Patienten mit Behinderung. Vor allem bei der Blutzuckermessung konnte auf die Bedürfnisse der Patienten eingegangen werden. Somit wurde befürwortet, dass der Setting-Ansatz als Präventionsmaßnahme höchst förderlich ist.

Die Prävalenz für einen Typ-2-Diabetes ist bei Männern und Frauen in etwa gleich. Es sind keine geschlechtsspezifischen Unterschiede im Krankheitsbild bekannt. Allerdings sind das Gesundheitsverhalten und die damit verbundenen Risikofaktoren geschlechtsabhängig. Männer verhalten sich risikoaffiner und vernachlässigen präventive Aspekte. Die befragten Experten haben sich einstimmig dafür ausgesprochen, dass Geschlechterunterschiede unbedingt eine Berücksichtigung finden müssen, sofern sie vorhanden sind. Eine Dekonstruktion des Geschlechts ist nicht zielführend. Wie beschrieben, geht diese Theorie auf Judith Butler zurück. Für sie ist die Kategorisierung in Mann und Frau eine gesellschaftliche Zuschreibung des biologischen Geschlechts. Das, was als männlich oder weiblich bezeichnet wird, ist nicht biologisch festgelegt, sondern wird durch soziale Kategorien bestimmt. Ob eine Dekonstruktion im Bezug auf Prävention oder auch in der Medizin sinnvoll wäre, erfragten wir in unseren Interviews. Einstimmig sprachen sich die Experten dagegen aus. Für sie ist eine Dekonstruktion des Geschlechts nicht sinnvoll, weil Unterschiede für sie klar erkenntlich sind. So wurde auch das damit verbundene wissenschaftliche Theoriekonstrukt abgelehnt. Es bestehen Unterschiede zwischen Mann und Frau, diese müssen definiert und formuliert werden. Diese Annahme wird durch das Konzept des Gender Mainstreaming aufgegriffen. Gerade bei koronaren Herzerkrankungen weisen Männer und Frauen unterschiedliche Symptome auf, die es differenziert wahrzunehmen gilt. Diese geschlechtsspezifischen Unterschiede sollten in der Prävention berücksichtigt werden. Nur durch eine gezielte Ansprache können Männer und Frauen besser erreicht werden. Ein Experte für Präventionsmaßnahmen spricht sich für eine geschlechtsspezifische Zielgruppenansprache unter der Verwendung von männlichen und weiblichen Attributen aus, um dadurch die Kernbotschaft erfolgreicher kommunizieren zu können. So lässt sich bezüglich der Variable Geschlecht festhalten, dass die Betrachtung von Sex und Gender im Gesundheitswesen eine entscheidende Rolle spielt und dies auch in der Zukunft so bleiben wird. Denn sie kann innerhalb der Prävention, Diagnostik und Therapie zu einer Verbesserung beitragen. In der Prävalenz von Krankheiten (ausgenommen Typ-2-Diabetes) sowie in der Inanspruchnahme von Präventionsmaßnahmen und medizinischen Versorgung, existieren geschlechtsabhängige Unterschiede. Allerdings ist eine einfache Unterteilung und Berücksichtigung des Geschlechts in Bezug auf Verhalten und struktureller Lebensbedingungen nicht ausreichend. Männer und Frauen unterscheiden sich darüber hinaus auch in ihrer vertikalen sozialen Position und bedürfen einer differenzierteren Ansprache entsprechend ihrer strukturellen Rahmenbedingungen. In diesem Kontext muss darauf hingewiesen werden, dass ein niedriger Sozialstatus ein erhöhtes Morbiditäts- und Mortalitätsrisiko darstellt.

Als Ergebnis lässt sich festhalten, dass die Individualisierte Medizin die Aspekte des biopsychosozialen Modells aufgreifen möchte, sich jedoch noch in der Grundlagenforschung befindet und eine dominierende Akzentuierung auf biologische bzw. genetische Faktoren setzt. Die Individualisierte Medizin ist in Bezug auf den Typ-2-Diabetes für die Klinik noch nicht relevant. Das Geschlecht ist nicht differenziert dargestellt, sondern lediglich eine Variable von vielen. Zudem liegt die Präventionsabsicht innerhalb der Individualisierten Medizin bei den prädiktiven Tests. Hierbei sollen Erkrankungsrisiken von Subgruppen identifiziert werden. Allerdings ist die Zusammenhangsstärke zwischen bestimmten Biomarkern und Erkrankungsrisiko noch viel zu schwach, um eine valide Prognose aufstellen zu können. Es ist deutlich geworden, dass eine interdisziplinäre Behandlung des Typ-2-Diabetes vorteilhaft ist. So kann die zielgruppenspezifische Berücksichtigung des Typ-2-Diabetes und metabolischen

Syndroms von der Stratifizierung der Individualisierten Medizin profitieren. Innerhalb dieser Strata können Lebensstilinterventionen angestrebt werden, da diese die höchste Risikominimierung einer Diabeteserkrankung realisieren können. Darüber hinaus sollte die Förderung eines gesundheitsförderlichen Lebensstils mittels Settingansatz auf Bevölkerungsebene fokussiert werden.

5.1 Ausblick

Die vorliegende Forschungsarbeit hat uns viele Erkenntnisse und Ergebnisse zur Prävention des Typ-2-Diabetes geliefert. Eines unserer Anliegen war es, nach der Auswertung unserer Ergebnisse einige Ansatzpunkte geben zu können, wie ein Präventionsprogramm in Bezug auf den Typ-2-Diabetes zukünftig verbessert werden könnte. Aufgrund der Komplexität und des Umfangs, ist es natürlich nicht möglich, ein komplettes Präventionsprogramm zu konzipieren. Jedoch konnten wir durch unsere Ergebnisse neue Aspekte, die vielleicht noch nicht ausreichend in der Prävention berücksichtigt werden, gewinnen. Präventionsansätze könnten sich in Zukunft strukturell an dem Setting-Ansatz orientieren. Da gerade beim Typ-2-Diabetes durch eine Lebensstilintervention eine deutliche Verbesserung erzielt wird, sollten die drei Schlüsselelemente des Setting-Ansatzes stärker berücksichtigt werden. Die drei Schlüsselelemente sind geprägt durch eine systemstrukturelle Intervention, die Vermittlung von Lifeskills und die Partizipation an den vorgegebenen Präventionsprogrammen. Besondere politische Maßnahmen für gesundheitsfördernde Programme und die Aufklärung über den Typ-2-Diabetes spielen eine bedeutende Rolle. Alle Experten haben uns ausnahmslos bestätigt, dass Bildung als Schlüsselkategorie in der Primärprävention angesehen wird. Hierbei entscheidend ist vor allem, dass eine Sensibilisierung in allen Lebensbereichen stattfindet. Nicht nur in Bildungsinstitutionen sondern auch im häuslichen Umfeld muss eine schichtspezifische Typ-2-Diabetes-Aufklärung etabliert werden. Den Kern des Setting-Ansatzes bildet die Intervention durch Verhaltens- und Verhältnismaßnahmen auf der Grundlage von stratifizierten Gruppen bzw. Settings mit bestimmten Merkmalen. Durch die Identifizierung der gruppenspezifischen Bedürfnisse, können gruppenspezifische Präventionsmaßnahmen erstellt werden. In diesen Maßnahmen sollen Lifeskills vermittelt werden, wie die Betroffenen ihr Risiko für eine Erkrankung mindern oder bei einer bereits vorhandenen Erkrankung ihren Zustand stabilisieren bzw. verbessern können.

„Es gibt auf jeden Fall Behandlungsansätze, zum Beispiel bei Personen mit einem Typ-2-Diabetes, die eine geistige Behinderung haben. Für die natürlich das Diabetes- management eine besondere Herausforderung darstellt und da gibt es auch Ansätze, um eine Präventionsmaßnahme zu entwickeln, zum Beispiel im englischsprachigen Raum wird gerade mit diesen Personen und ihren Betreuern, sofern sie den Betreuer haben oder ihren Familien, dann halt dieses Diabetesregime anzugehen. Also gemeinsam Strategien zu erarbeiten und auch Schulungskonzepte zu erarbeiten, die speziell dazu dienen, dass diese Person besser mit ihrem Diabetes zurechtkommt" (3P).

Durch die bekannten Problematiken in diesen Gruppen, vor allem bei der Berechnung der Broteinheiten und Messung des Blutzuckers, kann besser auf die Bedürfnisse der Zielgruppen eingegangen werden. Die Anwendung des Setting-Ansatzes im Zusammenhang mit einem Typ-2-Diabetes ist somit sehr empfehlenswert.

Das Eingehen auf individuelle Bedürfnisse ist von Vorteil, da gerade die unterschiedlichen psychischen und sozialen Faktoren einen entscheidenden Einfluss auf den Krankheitsverlauf und die Behandlung haben. Werden diese berücksichtigt, kann dies auch zu einer Verbesserung in der Behandlung des Typ-2-Diabetes führen. Die ganzheitliche Betrachtung von Gesundheit und Krankheit, wie sie in dem Konzept der Individualisierten Medizin vorgesehen ist, ist jedoch sehr zukunftsweisend. Krankheit nicht nur als eine biologische Komponente zu betrachten, sondern auch psychische und soziale Aspekte hinzuziehen, führt zu einer besseren und aufschlussreicheren Betrachtung. Auch die interdisziplinäre Arbeit zwischen Mediziner, Psychologen und Sozialarbeitern kann das Generieren von Wissen in der Forschung und Praxis zum Positiven verändern. Dies konnte durch die Auskunft eines Interviewpartners anhand des Beispiels der gleichzeitigen Behandlung von Depression und dem Langzeitblutzuckerwert bei Typ-2-Diabetes-Patienten aufgezeigt werden. Im Rahmen der Forschung, ist auch ein interdisziplinäres Arbeiten von hoher Bedeutung. Jede Disziplin betrachtet einen Gegenstand aus ihrer Sichtweise, dies führt zu disziplinspezifischen Ergebnissen. Die Kombination und Rekombination von Wissen verschiedener Fachdisziplinen kann zu neuen Erkenntnissen führen. Allerdings birgt die interdisziplinäre Zusammenarbeit die Gefahr eines Konflikts zwischen den Disziplinen, wodurch ein Synergieeffekt erschwert oder verhindert wird.

5.2 Forschungsdesiderat

Das Forschungsdesiderat soll die Punkte aufgreifen, die in unserem Bericht nicht ausreichend berücksichtigt wurden, aber dennoch eine bedeutende Relevanz besitzen. Zum Zeitpunkt unserer Experteninterviews und Recherchen konnten wir kein relevantes Material in Hinblick auf den Zusammenhang zwischen Typ-2-Diabetes und Geschlecht im Sinne von „sex differences" explorieren. Es hat sich jedoch durch erneute Recherchen im Zuge des Forschungsberichts ergeben, dass sich in Österreich der erste Lehrstuhl von Prof. Dr. Alexandra Kautzky-Miller für Gendermedizin etabliert hat. In einem Interview berichtet Kautzky-Miller von ihren bisherigen Erkenntnissen und Ergebnissen.

> „(...) genau das sind die Ansätze der Gendermedizin, also hier geht es um das Bio-psychosoziale Konzept, dass heißt sowohl die biologischen Unterschiede zwischen Männern und Frauen als auch psychosoziale Unterschiede sind wesentlich. Im englischen wird es oft auch beschrieben als sex differences, um die biologischen Unterschiede zu beschreiben und die gender differences, die eigentlich das Geschlecht als soziales Konstrukt, dass die Rolle von Mann und Frau in der Gesellschaft beeinflusst" (*http://www.medscapemedizin.de/artikel/4901100*, 30.06.2013 23:35 Uhr).

Somit vertritt sie die gleichen Aspekte, die in den Sozialwissenschaften unter der Gendermedizin verstanden werden. Ihr Schwerpunkt beinhaltet die Erkrankung des Typ-2-Diabetes im Hinblick auf Geschlechterunterschiede. Zu Beginn unserer Forschung und auch durch die verwendeten Daten sind wir davon ausgegangen, dass keine geschlechtsspezifischen biologischen Unterschiede im Bezug auf den Typ-2-Diabetes existieren. Aktuell wird dies jedoch kritisch hinterfragt. Sicherlich auch aufgrund dessen, dass die Geschlechterunterschiede in der Medizin immer mehr in das ärztliche Bewusstsein treten und auch stärker in der Forschung und Lehre implementiert werden. In dem Interview wurden von Kautzky-Miller unsere Ergebnisse zum großen Teil bestätigt. Der Typ-2-Diabetes eignet sich sehr gut für die Forschung in der Gendermedizin, da es eine chronische Lebensstilerkrankung ist, die interdisziplinär behandelt werden kann. Sie bestätigt auch, dass die Folgeerkrankungen ungleich verteilt sind. Diabetes ist eine lebenslange chronische Erkrankung, die eine schwere Belastung darstellt und mit einer Minderung der Lebensqualität einhergeht. Gerade Depressionen sind unter anderem eine Folgeerkrankung. Da die Prävalenz bei Frauen für eine Depression doppelt so hoch ist wie bei Männern, begünstigt eine Erkrankung an dem Typ-2-

Diabetes dies umso mehr. Kautzky- Miller führt aus, dass die Lebensqualität bei Frauen stärker beeinträchtigt ist und dass der Diabetes zu einem früheren Tod führen kann. Geschlecht spielt bei dem Typ-2-Diabetes in jeglicher Hinsicht, sowohl biologisch als auch psychosozial, eine große Rolle.

6 Literaturverzeichnis

Altgeld, Thomas et al. (2006) Prävention und Gesundheitsförderung. Ein Programm für eine bessere Sozial- und Gesundheitspolitik. Bonn: Herausgegeben vom Wirtschafts- und sozialpolitischen Forschungs- und Beratungszentrum der Friedrich-Ebert-Stiftung Abteilung Arbeit und Sozialpolitik.

Bauer, Ulrich;Bittlingmayer, Uwe, H. (2006) Zielgruppenspezifische Gesundheitsförderung. In: Hurrelmann, Klaus et al. (Hrsg.). Handbuch Gesundheitswissenschaften. Weinheim und München: Juventa Verlag, S. 781-818.

Blecker, J. (1996) Die Frau als Weib: Sex und Gender in der Medizingeschichte. In: Meinel, C. Renneberg (Hrsg.). Geschlechterverhältnisse in Medizin, Naturwissenschaft und Technik. Bassum/Stuttgart: Verlag für Geschichte der Naturwissenschaften und Technik. S. 15- 29.

Bogner, A.; Menz, W. (2002) Das theoriegenerierende Experteninterview Erkenntnisinteresse, Wissensformen, Interaktion. In: Bogner, A.; Littig, B.; Menz, W. (Hrsg): Das Expeteninterview. Opladen: Leske u. Budrich. S. 33- 70.

Büro für Technikfolgen-Abschätzung beim deutschen Bundestag (2008) Individualisierte Medizin und Gesundheitssystem. Arbeitsbericht 162.

Butler, Judith (1991) Das Unbehagen der Geschlechter. 15. Aufl. Frankfurt am Main: Suhrkamp.

Canguilhem, G. (1974) das Normale und das Pathologische. München: Hanser.

Canguilhem, G. (1989) Grenzen medizinischer Rationalität: historisch epistemologische Untersuchungen. Tübingen: Ed. Diskord.

Dengelhardt, A.; Thiele, A. In: Hurrelmann, K.; Kolip, P. (Hrsg.) (2002) Geschlecht, Gesundheit und Krankheit- Männer und Frauen im Vergleich. Bern: Hans Huber Verlag. S. 87-103.

Diekmann, A. (2008) Empirische Sozialforschung. Hamburg: Rowohlt Verlag.

Dinges, M. (2011) Die Gesundheitliche Lage von Männern. In: Bardehle, D.; Stiehler, M. (Hrsg). Erster Deutscher Männergesundheitsbericht. München: Zuckerschwerdt Verlag. S. 2-16.

Egger., W. Josef (2005) Das Biopsychosoziale Krankheitsmodell. Grundzüge eines wissenschaftlich begründeten ganzheitlichen Verständnisses von Krankheit. Psychologische Medizin Nr.2, Jahrgang 16.

Eichler, Margrit et al. (1999) Zu mehr Gleichberechtigung zwischen den Geschlechtern: Erkennen und Vermeiden von Gender Bias in der Gesundheitsforschung. In: Blaue Reihe. Berliner Zentrum Public Health. Berlin: Deutsche Bearbeitung eines vom kanadischen Gesundheitsministerium herausgegebenen Handbuchs.

Engelmann, Fabian; Halkow, Anja (2008) Der Setting-Ansatz in der Gesundheitsförderung. Genealogie, Konzeption, Praxis, Evidenzbasierung. Berlin: Veröffentlichungsreihe der Forschungsgruppe Public Health Schwerpunkt Bildung, Arbeit und Lebenschancen Wissenschaftszentrum Berlin für Sozialforschung (WZB).

Feuerstein, G. (2008) Die Technisierung der Medizin. Anmerkungen zum Preis des Fortschritts. In: Saake, I.; Vogd, W. (Hrsg.) Moderne Mythen der Medizin. Studien zur organisierten Krankenbehandlung. Wiesbaden: Verlag für Sozialwissenschaften. S. 161-190.

Flick, U. (2009) Qualitative Sozialforschung. Hamburg: Rowohlt Verlag.

Gesundheit in Deutschland aktuell (2009) Beiträge zur Gesundheitsberichterstattung des Bundes Daten und Fakten: Ergebnisse der Studie Gesundheit in Deutschland aktuell 2009.

Gläser, J.; Laudel, G. (2009) Experteninterviews und qualitative Inhaltsanalyse. Wiesbaden: Verlag für Sozialwissenschaften

Hauner, Hans et al. (2005) Prävention des Typ-2-Diabetes-mellitus. Positionspapier des Nationalen Aktionsforums Diabetes mellitus. In: Ebersdobler, Helmut, F. (Hrsg.) Ernährungs-Umschau 06/05. Institut für Humanernährung und Lebensmittelkunde der Christian-Albrechts-Universität zu Kiel. Frankfurt am Main: Umschau Zeitschriftenverlag GmbH, S. 222-225.

Joost, H.-G. (2006) Individualisierte Präventions- und Behandlungsstrategien des Typ-2-Diabetes: Stand und Perspektiven. In: Förstl; Neumayer; Wolf (Hrsg.): Patientenorientierte Therapieprinzipien: Ist individualisierte Medizin vorstellbar? Stuttgart. S. 64–75.

Kickbusch, I. (2003) Gesundheitsförderung . In: Schwartz, F.,W.; Badura, B.; Busse, R.; Leidl, R.; Raspe, H.; Siegrist, J.; Walter, U. Public Health- Gesundheit und Gesundheitswesen. München: Urban& Fischer. S. 181- 189.

Kolip, P.; Koppelin, F. (2002) Geschlechterspezifische Anspruchsnahme von Prävention und Krankheitsfrüherkennung. In: Hurrelmann, K.; Kolip, P. (Hrsg): Geschlecht, Gesundheit und Krankheit. Männer und Frauen im Vergleich. Bern: Huber Verlag. S. 491-504.

Kruse, J.; Kulzer, B.; Lange, K., (2011) Diabetes melitus. In: Adler, R.,H.; Herzog, W.; Joraschky, P.; Köhle, K.; Langewitz, W.; Söllner, W.; Wesiack, W.(Hrsg). Psychosomatische Medizin. München: Urban und Fischer. S. 851-863.

Kuhlmann, E.; Kolip, P. (2005) Gender und Puplic Health. Weinheim: Juventa.

Mielck, A. (2002) Soziale Ungleichheit und Gesundheit. In: Hurrelmann, Klaus; Kolip, Petra. Geschlecht, Gesundheit und Krankheit. Männer und Frauen im Vergleich. Bern: Huber Verlag. S. 387 – 402.

Muhle, Maria (2008) Eine Genealogie der Biopolitik. Zum Begriff des Lebens bei Foucault und Canguilhem. Bielefeld: Transcript.

NAFDM (2006) Leitfaden Prävention Typ-2-Diabetes.

Naidoo, Jennie; Wills, Jane (2010) Lehrbuch der Gesundheitsförderung. Herausgeberin der deutschen Ausgabe: Bundeszentrale für gesundheitliche Aufklärung (BzgA) im Auftrag des Bundesministeriums für Gesundheit.

Siegrist, J.; Möller-Leimkühler, A., M. (2003) Gesellschaftliche Einflüsse auf Gesundheit und Krankheit. In: Schwartz, F.,W.; Badura, B.; Busse, R.; Leidl, R.; Raspe, H.; Siegrist, J.; Walter, U. Puplic Health. Gesundheit und Gesundheitswesen. München: Urban& Fischer. S. 125- 137.

Smykalla, Sandra (2006) Was ist >>Gender<<? In: Baer, Susanne. Gender Kompetenz Zentrum. Berlin: Humboldt-Universität zu Berlin Juristische Fakultät. Lehrstuhl für Öffentliches Recht und Geschlechterstudien.

Soiland, Tove (2004) Gender. In: Bröckling, Ulrich et al. (Hrsg.) Glossar der Gegenwart. Frankfurt am Main: Suhrkamp, S. 97-104.

Walter, W.; Schwartz, F., W. (2003) Prävention. In: Schwartz, F.;W., Badura, B.; Busse, R.; Leidl, R.; Raspe, H.; Siegrist, J.; Walter, U. Puplic Health. Gesundheit und Gesundheitswesen. München: Urban& Fischer. S.189- 214.

Literaturverzeichnis aus dem Internet

(http://www.genderkompetenz.info/w/files/gkompzpdf/gkompz_was_ist_gender.pdf, 25.03.2012)

(http://diabetesstiftung.de/uploads/media/Gesundheitsbericht_2011.pdf, 30.12.11)

(http://www.medscapemedizin.de/artikel/4901100, 30.06.2013)

(http://www.rki.de/cln_109/nn_201174/DE/Content/GBE/Gesundheitsberichterstattung/G BEDownloadsB/GEDA09,templateId=raw,property=publicationFile.pdf/GEDA09.pdf, 22.12.2011)

(http://www.qualitative-research.net/index.php/fqs/article/view/1089/2383, 24.04.2013)

(http://edoc.rki.de/documents/rki_fv/relXEvoVYRBk/PDF/29CTdE8YupMbw75.pdf, 18.06.2013)

(http://www.bkk-herkules.de/wp-content/uploads/2013/09/FS1303_Sucht_Export.pdf, 18.06.2013)

The manufacturer's authorised representative in the EU is Springer
Nature Customer Service Centre GmbH, Europaplatz 3, 69115 Heidelberg,
Germany. If you have any concerns regarding our products, please
contact ProductSafety@springernature.com

Printed and bound by CPI Group (UK) Ltd, Croydon, CR0 4YY
24/04/2026
02096311-0010